伸伸舌头把病解

图解

舌诊

断病

中医

来要水　来要良　著

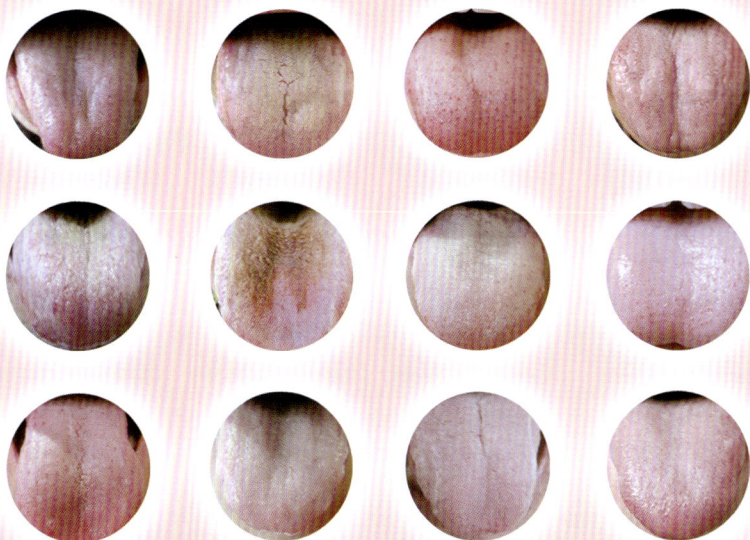

人民卫生出版社

图书在版编目（CIP）数据

图解舌诊断病：伸伸舌头把病解/来要水，来要良著.—北京：
人民卫生出版社，2017

ISBN 978-7-117-24413-8

Ⅰ.①图…　Ⅱ.①来…②来…　Ⅲ.①舌诊–图解

Ⅳ.①R241.25-64

中国版本图书馆 CIP 数据核字（2017）第 081056 号

| 人卫智网 | www.ipmph.com | 医学教育、学术、考试、健康，购书智慧智能综合服务平台 |
| 人卫官网 | www.pmph.com | 人卫官方资讯发布平台 |

图解舌诊断病——伸伸舌头把病解

著　　者：来要水　来要良
出版发行：人民卫生出版社（中继线 010-59780011）
地　　址：北京市朝阳区潘家园南里 19 号
邮　　编：100021
E - mail：pmph @ pmph.com
购书热线：010-59787592　010-59787584　010-65264830
印　　刷：北京华联印刷有限公司
经　　销：新华书店
开　　本：889 × 1194　1/32　　印张：9
字　　数：217 千字
版　　次：2017 年 6 月第 1 版　2025 年 7 月第 1 版第 21 次印刷
标准书号：ISBN 978-7-117-24413-8/R · 24414
定　　价：48.00 元

打击盗版举报电话：010-59787491　E-mail：WQ @ pmph.com
（凡属印装质量问题请与本社市场营销中心联系退换）

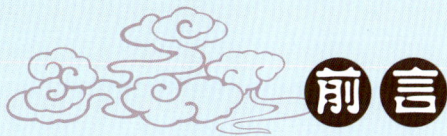

　　古籍记载：扁鹊望齐桓公而还走……扁鹊出于医生的敏感仅仅瞟了瞟齐桓公，也没摸脉，也没问诊，而知齐桓公病在腠理，在肌肉，在筋脉，在骨髓，这种高超的"透视"本领，让我从医以来，叹扁鹊之才秀，望之而兴叹己之医术，为提升望诊医术，孜孜不倦。然今人脸上涂抹化妆品，掩盖一些疾病的外在表现，使我无法更加准确地判断疾病。而"舌头"一般不会给化妆，口服一些药物、食物以及饮用热水等会造成舌苔的改变，但舌头一些固定的征象不是一时半会儿就能改变的，还是能从中看到病人疾病发生、发展和结果的。

　　前期曾写《望闻问切的不藏之秘》一书，介绍过"来氏舌诊脏腑定位断病法"，书中介绍了很多诊病方法，收到很多读者反馈，也重印了多次。作为一名临床中医医生，在众多病人中能既快又准确地识别疾病，进而诊断出病人的病证，并开出相应有效的处方，就需要一名中医医生练就一双"高超的眼睛"，能够透过现象而看到疾病的本质，这都需要临床带教或者多读此方面的书籍，进行点拨才能达到。而目前"舌诊断病"指导性书籍少之又少，有些说得太玄奥，有的泛泛而谈，舌头每个部位具体代表的是什么，这样的舌象是怎么形成的，这样的舌象应该有什么样的症状，应该用什么样的方子有效？均没有指导性的书籍。

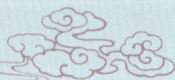

舌与人体五脏六腑有什么关系呢？中医认为，舌尖代表心肺，舌中代表脾胃，舌根代表肾，舌两侧代表肝胆，我通过临床摸索，把舌诊定位更加明晰化，以三焦、脏腑为准则，进行分类定位，一般望了舌就要知道病人身体的哪一部分有问题，再加上通过舌质、舌苔的判断，就可以开药方。可以做到：不用病家开口，便知疾病有没有的效果。

如果您是一名临床医生，掌握"舌诊断病"，练就一双"高超的眼睛"，面对众多病人，就能既快又准确地识别疾病，进而诊断出病人的病证，并开出相应有效的处方。如果您是一名中医爱好者，学会看舌，可以帮您更加了解自己的健康状况。这样的舌象是怎么形成的，这样的舌象应该有什么样的症状，应该用什么样的方子有效？对日常保健提供正确的指导，无疑会对养生保健起到事半功倍的效果。

本书是对舌诊再认识提高的一本书，希望能提纲挈领，也希望有悟性的人举一反三，同时期待大家能对本书提出更多的认识和看法。特别指出，本书所给出的方药剂量均为针对特定患者，广大读者在实施治疗时均应辨证论治。

编　者
二〇一七年春于北京

目录

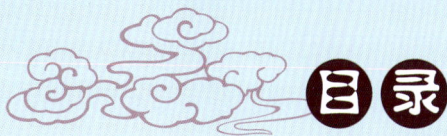

5

第叁章　心系病证

第肆章　脾胃病证

第伍章 肝胆病证

第陆章 肾系病证

第柒章 气血津液病证

第捌章　肢体经络病证

望舌识病，中医怎么那么神

第一节　小小舌头察健康

中医临床上，很讲究"望闻问切"四诊的合参，而舌诊又有其独特的魅力，观察舌的色泽、形态的变化是辅助诊断及鉴别脏腑气血盛衰的一个简单有效的方法。中医认为"舌为心之苗"，脾之外候，苔由胃气所生。舌诊能反映体内脏器的盛衰，还能知晓各个部位的病情情况。

1. 舌是上演脏腑盛衰的一部电影　很多外地患者来北京看病不方便，就把舌的照片传给我，一般不用坐飞机、坐火车、找旅馆来就诊，这样花销都很大，我基本上通过舌的照片就能八九不离十地知道患者的体质状况，从头到脚丫子的症状全给说一遍，咋回事？因为舌是连接脏腑的"直通车"，或者可以说是脏腑上演的"电影"，五脏六腑的变化都会在舌上有所显现。

2. 脏腑与舌象之间有"藕断丝连"的关系　脏腑通过经脉与舌相联系，手少阴之别系舌本，足少阴之脉挟舌本，足厥阴之脉络舌本，足太阴之脉连舌本，散舌下，故人体内脏若有病变，会非常直观地反映在舌上，通过观察舌质和舌苔的形态、色泽、润燥等，可以判断疾病的性质、病势的浅深、气血的盛衰、津液的盈亏及脏腑的虚实等。

因此，学会看舌，可以帮你更加了解自己的健康状况。

第二节　舌头里的乾坤

俗话说：隔行如隔山。对于一窍不通或者对舌诊只知皮毛的人来说，舌头里的乾坤会让人抓耳挠腮，摸不着头绪。那么，通过对舌头进行观察，我们能获得哪些有效信息呢？

1. 判断邪正盛衰　如舌质红润，主气血旺盛；舌色淡白，为气血两虚。

2. 区别病邪性质　如热邪可致舌红绛，舌苔黄或灰黑而干燥；寒邪可致舌淡紫，苔白或灰黑而滑腻。

3. 分辨病位浅深　如薄苔主病邪在表；厚苔主病邪入里。舌红则邪尚在气分；舌绛紫则邪已深入营血。

4. 判断病势与预后　推断病势进退。如苔色由白转黄，苔质由薄转厚，由润转燥，多为病邪由表入里，由轻变重，由寒化热，为病进。反之，则为病邪渐退。

估计病情预后，如舌荣有神，舌面有苔，舌态正常者，为邪气未盛，正气未伤，胃气未败，预后较好；若舌质枯晦，舌苔无根，舌态异常者，为正气亏虚，胃气衰败，病情多凶险。

第三节　观察舌需要什么样的条件

舌能直观地反映身体的症状，是一个特别微妙的器官。舌与内脏相联系，可以观察到体内脏腑的运行状况，学会舌诊大家可以自己筛查，发现问题可以及时就医。

观舌时，舌要自然伸出，最好选择在充足的自然光线下进行。正常人的舌体柔软灵活，颜色淡红，富有生气，舌体表面还铺有一层薄薄的舌苔，呈白色，干湿适度，舌底血管脉络粗细度适中且平滑，长度不超舌底 1/2。各种舌相，反映人体的不同状况，看舌相，还要注意季节，判断时要做调整。

观察舌头应该从舌质、舌苔以及舌底的血管经络等几方面进行。其中，舌质包括了舌的大小、形状、颜色、厚薄度、软硬度以及表面裂纹情况；舌苔包括了颜色、润泽度、厚薄度以及是否有苔斑；舌底血管脉络主要从长短、粗细进行观察。

伸出舌的时候也要注意，应该缓慢伸出，不宜太快太紧张，伸出后放在嘴唇边上，尽量放松。注意舌伸出时的形态其实也是对舌态的观察。

第四节　舌是脏腑显示器

舌与人体内脏有什么关系呢？中医认为，舌尖代表心肺，舌中代表脾胃，舌根代表肾，舌两侧代表肝胆，如下图：

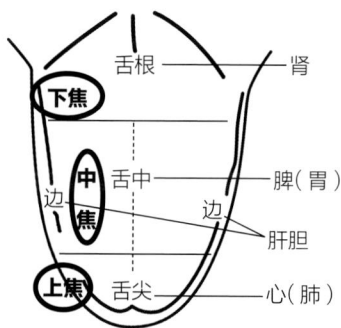

舌诊脏腑部位分属图

不过这种粗略的分法并不能让你定位更加明确，通过临床摸索，笔者以三焦、脏腑为准则，进行分类定位，使舌诊定位更加明晰化，一般望了舌头就要知道病人身体的哪一部分有问题，再加上通过舌质、舌苔的判断，就可以开药方。可以做到：不用病家开口，便知疾病有没有的效果。这就是我在前言里边提到的"来氏面舌脉脏腑定位法"中的一法：舌头定脏腑法，熟悉了其实很简单。具体如下。

舌与人体及内脏的对应关系

分类	部位	代表人体部位
上焦 （舌前 1/3）	舌尖中部	咽喉、心、脑
	舌尖左部位	左头、左耳、左肩、左肺、左乳腺
	舌尖右部位	右头、右耳、右肩、右肺、右乳腺
中焦 （舌中 1/3）	舌中	脾胃
	舌边左部位	左腹部、肝胆
	舌边右部位	右腹部、肝胆
下焦 （舌后 1/3）	舌根中部	膀胱、子宫、前列腺
	舌根左部位	左肾、左输卵管、左盆腔
	舌根右部位	右肾、右输卵管、右盆腔

以舌中为中线，分为左边舌，代表左半身；右边舌，代表右半身

第五节　舌诊如何窥探身体的秘密

望舌顺序　舌质　舌苔　舌底血管脉络

望舌质

1. 望神

	分类	定义及辨别	主证
神	有神	荣润红活，有生气，有光泽	善候
	无神	枯晦死板，无生气，失光泽	恶候

2. 望舌色

	分类	定义及辨别	主证	
色	淡白舌	舌色浅淡，白色偏多，红色偏少，甚至全无血色	虚证	气血两虚（淡白光莹，舌体瘦薄）
				阳虚寒湿（淡白湿润，舌体胖嫩）
	淡红舌	舌色淡红，白里透红，明润光泽	正常舌象，气血调和	
	红舌	舌色鲜红，较常色红	热证	实热（鲜红起芒刺，兼有黄厚苔）
				虚热（鲜红少苔或无苔，或有裂纹）

分类		定义及辨别		主证
色	绛舌	舌色深红，较红舌红	热证血瘀	外感热病：热入营血（舌绛有苔或有红点、芒刺）
				内伤杂病：阴虚火旺（舌绛少苔或无苔，或有裂纹）
				内伤杂病：血瘀（舌绛少苔而津润）
	紫舌	舌色浅红而带蓝，或淡红而带青；紫舌分淡紫、绛紫和青紫（紫为红、蓝合成的颜色）	寒证	寒凝血瘀（淡紫或青紫湿润）
			热证	热盛伤津（绛紫而干枯少津）
	青舌	舌色如皮肤上暴露之"青筋"，缺少红色，如水牛之舌（青为淡蓝之色）	阴寒证	寒凝阳郁（全舌发青）
			瘀血证	瘀血内阻（舌边发青）

3. 望舌形

分类			定义及辨别	主证
形	老嫩	老舌	舌质纹理粗糙，形色坚敛苍老	实证
		嫩舌	舌质纹理细腻，形色浮胖娇嫩	虚证
	胖瘦	胖大舌	舌体大于正常，伸舌满口，多伴齿痕	水湿痰阻
				脾肾阳虚，水湿内停（淡白胖嫩苔水滑）
				脾胃湿热，痰热内蕴（舌红胖大苔黄腻）

分类			定义及辨别	主证	
形	胖瘦	瘦薄舌	舌体瘦小而薄	气阴不足	气血两虚（瘦薄而色淡）
					阴虚火旺（瘦薄而色红绛且干燥）
	点刺	红点/星舌	点是突起于舌面的红色、白色或黑色星点。大为星，红星舌；小为点，红点舌	脏腑热极血分热盛	（红点）温毒入血，热毒乘心，湿热蕴血分
					（白点）脾胃气虚，热毒攻冲，糜烂之兆
					（黑点）血中热盛，气血壅滞
		芒刺舌	刺是突起于舌面的软刺及颗粒，高起如刺，摸之棘手		（舌尖）心火亢盛；（舌边）肝胆火旺；（舌中）胃肠热盛
	裂纹	裂纹舌	舌面上出现各种形状的裂纹、裂沟（裂沟中有舌苔覆盖者为先天性裂纹舌）	阴血亏损	血虚：血虚不润（淡白舌有裂纹）
					阴虚：热盛伤阴（红绛舌有裂纹）
					脾虚：脾虚湿侵（淡白胖嫩齿痕舌有裂纹）
	齿痕	齿痕舌	舌体边缘有牙齿的痕迹，常与胖大舌同见	脾虚湿盛，脾肾阳虚，久病多兼血瘀	脾虚或气虚（淡红＋齿痕）
					寒湿壅盛，阳虚水停（淡白胖大而润＋齿痕）
	光莹	光莹舌	舌面光洁如镜，光滑无苔，又称"光滑舌""镜面舌"	胃阴枯竭	脾胃损伤，气血亏极（淡白而光莹）
					水涸火炎，胃肾阴枯（红绛而光莹）

4. 望舌态

分类		定义及辨别		主证
态	软	痿软舌	舌体软弱无力，而不能随意伸缩回旋	久病：虚损 暴病：热灼	气血俱虚（久病舌淡而痿）
					阴亏已极（久病舌绛而痿）
					热灼津伤（新病舌干红而痿）
	硬	强硬舌	舌体板硬强直，失其柔和而运动不灵	外感：热邪 内伤：风痰	热入心包，舌无主宰；高热伤津，筋脉失养（舌红绛少津）
					风痰阻络，舌脉失养（舌胖苔厚腻）
					中风或中风先兆（舌淡红或青紫，舌强语言謇涩）
	歪	歪斜舌	伸舌时舌体偏向一侧，或左或右	肝风夹痰痰瘀阻络	肝风发痉（舌紫红势急者）
					中风偏枯（舌淡红势缓者）
	颤	颤动舌	舌体震颤抖动，不能自主	虚损动风	血虚生风（舌质淡白而颤）
					阴虚动风（舌红少苔而颤）
					热极生风（舌质红绛而颤）
	缩	短缩舌	舌体紧缩不能伸长	危重证候	寒凝筋脉，舌脉挛缩（舌淡白或青紫而湿润）
					热盛伤津，舌脉挛急（舌红绛干燥而短缩）
					痰浊内阻，经气阻滞（舌胖苔滑腻而短缩）
					气血亏极，舌失充养（舌淡白胖嫩而短缩）

分类	定义及辨别		主证
态	吐 吐弄舌	吐舌：舌伸出口外，不立即回缩	心脾有热	疫毒攻心或正气已绝（吐舌）
		弄舌：舌反复吐而即回，或舌舐口唇四周，掉动不宁		中风先兆或小儿智力发育不全（弄舌）
	纵 弛纵舌	舌体伸长于口外，回缩困难，流涎不止	实热、气虚	实热内踞，痰火扰心（舌色深红，舌体肿满，坚敛干燥）
				气虚之证（舌体舒宽，麻木不仁）

第六节　来氏舌诊的诀窍，变身望舌高大尚

我们知道了舌的各脏器定位，也通过上表知道舌诊的寒热虚实，但是怎么结合到一起呢？我举个例子，加以验证，希望通过此例，大家能够举一反三。

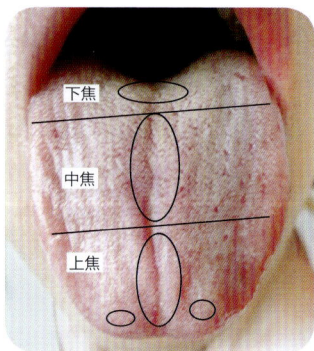

分析如下：

上焦：舌尖中部略有凹陷，首先舌尖中部代表的是咽喉、心脏，说明有慢性咽炎、心脏不是很好；再看舌尖两侧，稍有隆起，说明两肩、两侧乳房有问题；再结合舌的颜色是属于热还是属于瘀造成的，就可以处方开药了。

中焦：舌中部有凹陷，此处是脾胃，说明脾胃虚弱，运化无力，经常胃胀，纳谷不消；再审查舌边两侧，两侧稍有齿痕，说明脾虚湿盛或者脾肾阳虚，如果久病患者还应考虑到兼有血瘀，这是我要提醒并需要注意的，有些人问：怎么会有血瘀呢？胖大齿痕舌，且伴有青紫、暗红和红绛，这些说明齿痕舌患者多有瘀血的病机存在，用药单单考虑健脾补气化湿往往效果不是很好，这需要在临床上注意。

说到胃病，我就多说点，当然各家对治疗胃病的方式方法迥异，若病人舌淡而苔腻，是脾虚湿阻，不可纯粹补脾，应健脾化湿同施或先化湿后补虚。临床上只要苔腻，都可用藿香、佩兰芳香化湿。如因为胃中嘈杂烧灼、口干，舌红苔黄，常用石膏、知母、玄参等甘寒清热生津；若口不甚干而苦，舌红苔黄而腻，则须用黄连、黄芩、山栀苦寒清热燥湿；若病人舌红花剥苔或无苔（镜面舌），是阴津内伤，常用乌梅、甘草等酸甘化阴或用益胃汤生津养阴，反酸者不要用乌梅。又如胃痛患者，若见舌色暗，或瘀点、瘀斑，即用香附、郁金理气活血；以气痛为主者，用延胡索、金铃子；以瘀痛为主者，则加炒灵脂、制乳没、九香虫等。

下焦：舌根部也有裂痕，舌根代表膀胱、子宫、前列腺，说明此部位有问题，结合男女同志的情况进行下一步的诊断。如果一个人的舌根发白，就是肾阳不足，这样的人容易手脚发冷。

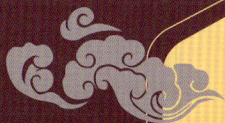

第贰章

肺系病证

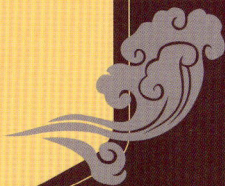

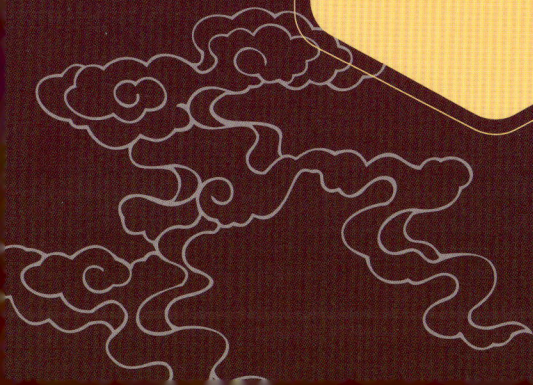

第一节　感冒

感冒是感受风邪或时行病毒，引起肺卫功能失调，出现鼻塞、流涕、喷嚏、头痛、恶寒、发热、全身不适、脉浮等为主要临床表现的一种外感病证。

01 风寒束表——舌苔白

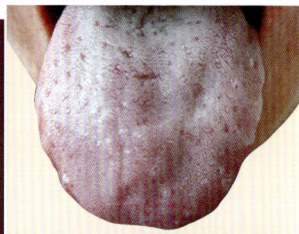

主症 恶寒重、发热轻、无汗，头项疼痛、肢节酸痛。感冒在初期时，从舌头上一般看不出来，需要问诊。但舌头能反映其平常的体质状态，需要注意。

上焦
❶ 头晕晕乎乎——舌胖，湿浊蒙窍；
❷ 胸闷、气短——舌胖苔白为气血亏虚及湿浊在胸，而致胸阳不振；

中焦
❸ 胃胀、纳差——舌中部苔白质胖，为脾胃虚弱，阳气不足，运化无力；
❹ 乏力，易疲劳——舌两边齿痕，为脾肾阳虚兼有寒湿，寒易困四肢；

下焦
❺ 腰膝酸软，下肢冷——舌根凹陷，苔白略腻，为肾阳不足，阳气不达四末。

证机概要	风寒外束，卫阳被郁，腠理闭塞，肺气不宣
治法	辛温解表，宣肺散寒
方药	荆防达表汤加减（轻证）；荆防败毒散加减（重证）
用方	荆芥 10g、防风 10g、葱白 10g、淡豆豉 20g、生姜 10g、前胡 10g、杏仁 10g、桔梗 10g、橘红 10g、炙甘草 10g。3 剂，水泡 1 小时后煎，开锅就关火，频频口服，当茶喝
方解	荆芥、防风、淡豆豉、葱白、生姜——驱散风寒；前胡、杏仁、桔梗、橘红、甘草——宣肺止咳

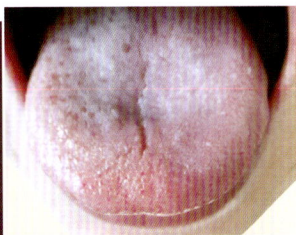

02 风热犯表——舌尖红

主症 咽喉肿痛、鼻塞、喷嚏、黄浊涕。

上焦 ❶ 心烦心悸——舌尖红，热扰心神；
❷ 失眠——舌尖红，火扰神明；
❸ 口干、咽干、鼻干——舌尖红，肺火旺盛；

中焦 ❹ 胃胀或容易饥饿——舌中凹陷为脾胃虚弱，又有裂纹为胃火；
❺ 脾气大——舌两边红，为肝火旺，平常易急易怒；

下焦 ❻ 腰膝酸软——舌根一半苔白，一半少苔，湿浊＋肾阴不足。

证机概要	风热犯表，热郁肌腠，卫表失和，肺失清肃
治法	辛凉解表，宣肺清热
方药	❶ 葱豉桔梗汤（葱白、桔梗、栀子、豆豉、薄荷、连翘、甘草）发汗解肌、清热肃肺之力较桑菊饮强。 ❷ 银翘散：长于清热解毒，适用于风热表证热毒重者
处方	薄荷 10g、荆芥 10g、淡豆豉 20g、金银花 20g、连翘 10g、山栀子 10g、桔梗 10g、芦根 30g、竹叶 10g、甘草 10g、牛蒡子 30g。 3 剂，水泡 1 小时后煎，开锅就关火，频频口服
方解	薄荷、荆芥、淡豆豉——辛凉解表；金银花、连翘、山栀子——清热解毒；桔梗、芦根、竹叶——清热生津；牛蒡子、桔梗、甘草——利咽化痰

方歌 **葱豉桔梗汤** 葱豉桔梗加连翘，竹叶山栀薄荷草；
疏风解表清肺热，咽痛咳嗽服之效

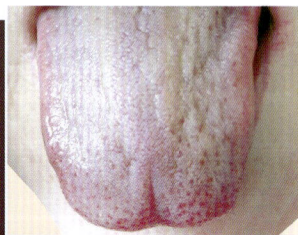

03 暑湿伤表——舌略腻

主症 发热、微恶风、汗少、汗出热不退；
鼻塞流浊涕，头昏重胀痛。

上焦
❶ 胸闷气短——舌尖为心肺所属，凹陷为虚，舌胖苔黄腻为湿浊阻遏胸阳；
❷ 慢性咽炎——舌尖中部为咽喉，慢性咽炎多见舌尖中部凹陷；

中焦
❸ 胃胀——舌中部黄腻苔，为湿热碍胃；

下焦
❹ 腰膝酸软，尿浊——舌根略有裂纹，略有腻苔，为下焦痰浊，膀胱气化不利。

证机概要	暑湿遏表，湿热伤中，表卫不和，肺气不清
治法	清暑祛湿解表
方药	新加香薷饮加减
处方	香薷 10g、厚朴 10g、金银花 10g、连翘 10g。 3 剂，水泡 1 小时后煎，开锅就关火，频频口服
方解	香薷、厚朴——祛暑发汗解表，和中化湿；金银花、连翘——清解暑热

方歌

新加香薷饮	香薷饮用扁豆朴，祛暑解表化湿阻； 易豆为花加银翘，新加香薷治阴暑
荆防达表汤	荆防达表苏芷苓，姜葱神曲橘杏仁； 辛温疏表宣肺卫，风寒感冒服康宁
荆防败毒散	荆防败毒羌独柴，枳桔前苓芎草协； 薄荷少许姜三片，益气解表散湿邪

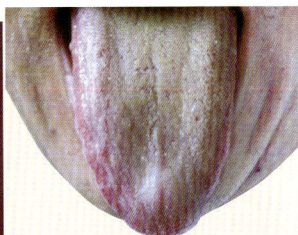

04 表寒里热——舌偏红

主症 发热、恶寒、无汗、鼻塞、声重、口渴、咽痛。

上焦 ❶ 头晕晕乎乎——舌胖，有齿痕，湿浊蒙窍；
❷ 胸闷气短——湿浊在胸，胸阳不振；

中焦 ❸ 胁胀，易急易怒——舌两边红且黄腻苔，为肝胆湿热，湿热阻滞胸胁，气机不畅；
❹ 胃胀 舌中部黄腻苔，为湿热中阻；

下焦 ❺ 腰膝酸软，尿黄浊——舌根腻苔，为下焦湿浊，膀胱气化不利。

证机概要	表寒里热
治法	解表清里，宣肺疏风
方药	双解汤加减（《医方集解》）
处方	麻黄 6g、荆芥 10g、防风 10g、薄荷（后下）10g、黄芩 10g、栀子 10g、连翘 10g、石膏（先煎）30g、桔梗 10g。 3 剂，水泡 1 小时后煎，开锅就关火，频频口服
方解	麻黄、荆芥、防风、薄荷——解表疏风；黄芩、栀子、石膏、连翘——清里热；桔梗——宣肺

方歌

双解汤	大黄黄芩用酒炒，薄桑银荆加石膏； 赤芍再请牡丹皮，表里双解功劳高
银翘散	银翘散主上焦疴，竹叶荆蒡豉薄荷； 甘桔芦根凉解法，清疏风热煮无过

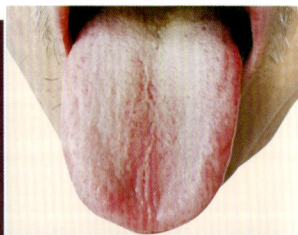

05 中毒性流感——舌尖红

主症 高热不退，神昏谵语，手足抽搐或颈项强直。

上焦
❶ 心烦、心悸——舌尖红为心肺火旺，热扰心神；
❷ 口干、咽干——舌尖红为心肺火旺，热灼津伤；

中焦
❸ 口臭——舌中红少苔且舌胖舌根腻苔，为湿热熏蒸，食谷不化而上逆犯口；
❹ 易急易怒——舌边红为肝胆火旺，肝失疏泄；

下焦
❺ 腰膝酸软——舌根凹陷为肾阳不足；
❻ 溲黄浊——舌根黄腻苔，为湿浊下注。

证机概要	表虚卫弱，风寒承袭，气虚无力达邪
治法	清心开窍，凉血息风
方药	清营汤加减（《温病条辨》）
处方	玄参10g、莲子10g、竹叶10g、连翘10g、麦冬10g、牛角粉（冲服）3g。 3剂，水泡1小时后煎，频频口服

方歌

清营汤	清营汤治热传营，身热燥渴眠不宁； 犀地银翘玄连竹，丹麦清热更护阴。 减去丹参银连地，清宫更加莲子心
如金解毒散	如金解毒景岳创，黄芩黄连黄柏藏； 山栀桔梗甘草和，解毒清肺消痈方

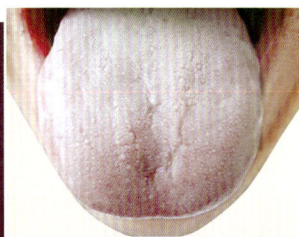

06 虚体感冒
气虚感冒——舌质淡

主症 恶寒发热，无汗，鼻塞流涕，头痛身痛，咳白痰，平素神疲体倦，乏力。

上焦 ❶ 胸闷气短——舌尖为心肺，舌体胖大为心阳不足；

中焦 ❷ 胃胀、纳差——舌中部苔白为脾胃虚弱；
❸ 乏力，易疲劳——舌两边齿痕，肝脾两虚，肝主筋，脾主肉，故有此症状；

下焦 ❹ 腰膝酸软，下肢冷——舌根胖，为肾阳不足，阳气不达四末。

证机概要	表虚卫弱，风寒承袭，气虚无力达邪
治法	益气解表，调和营卫
方药	参苏饮加减
处方	党参 10g、茯苓 10g、甘草 10g、苏叶 10g、葛根 10g、前胡 10g、桔梗 10g、半夏 10g、橘红 10g、枳壳 10g、木香 10g。7 剂，水煎服，日 1 剂
方解	本方益气解表，化痰止咳。党参、茯苓、甘草——益气扶正；苏叶、葛根——疏风解表；前胡、桔梗、半夏、橘红——宣肺化痰；枳壳、木香——理气

方歌

参苏饮 参苏饮内用陈皮，枳壳前胡半夏齐；干葛木香甘桔茯，气虚感寒最相宜

三拗汤 三拗汤用麻杏草，宣肺平喘效称奇

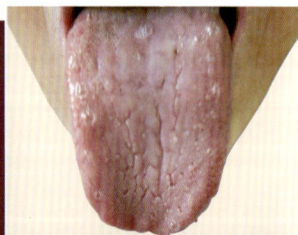

06 阴虚感冒——舌无苔

主症 发热，手足心热，微恶风寒，盗汗，头昏心烦，口干，干咳少痰。

上焦 ❶ 心烦心悸——舌尖红，有裂纹，为热扰心神；
❷ 失眠——舌尖红，火扰神明；
❸ 手心热——手厥阴心包经、手少阴心经均到手，舌尖红为心火旺所致；
❹ 口干、咽干——心火旺盛，热灼津亏；
中焦 ❺ 胃隐痛或灼烧感——舌中裂纹为胃阴亏虚；
下焦 ❻ 腰膝酸软，盗汗——舌根质红，少苔，为肾阴亏虚；
❼ 五心烦热——肾阴亏虚，虚热内生。

证机概要	阴亏津少，外受风热，表卫失和，津液不能作汗
治法	滋阴解表
方药	加减葳蕤汤加减
处方	玉竹 10g、白薇 10g、葱白 10g、薄荷（后下）10g、淡豆豉 20g、桔梗 10g、甘草 10g、大枣 10g。 7 剂，水煎服，日 1 剂
方解	玉竹、白薇——滋阴清热；葱白、薄荷、豆豉、桔梗——疏风解表；甘草、大枣——甘润和中

方歌 ▶ 加减葳蕤汤　　加减葳蕤用白薇，豆豉葱白桔梗随；
草枣薄荷八味共，滋阴发汗功可谓

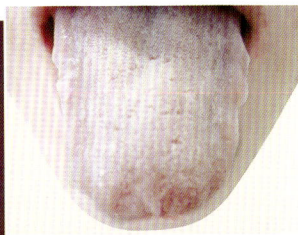

06 阳虚感冒——舌质淡

主症 恶寒，甚至蜷缩寒战，头痛，骨节酸冷疼痛，语言低微，四肢不温。

上焦 ❶ 胸闷气短——舌尖为心肺，舌质胖，苔薄白，为心阳不足，心血亏虚；

中焦 ❷ 胃胀、纳差——舌中部苔白且中部饱满为水湿较重而肿满，为脾胃虚弱；

❸ 乏力，易疲劳——舌两边齿痕，为脾肾阳虚，气血亏虚；

下焦 ❹ 腰膝酸软，下肢冷——舌根胖大，为肾阳不足，阳气不达四末。

证机概要	阳虚感寒
治法	助阳解表
方药	麻黄附子细辛汤
处方	麻黄 6g、细辛 3g、附子（先煎）10g。 7 剂，水煎服，日 1 剂
方解	麻黄——开腠理；细辛——散外邪；附子——固元阳

方歌	麻黄附子细辛汤	麻黄细辛附子汤，太少两感用此方； 发热恶寒脉不起，温经解表有专长
	葱白七味饮	葱白七味《外台》方，新豉葛根与生姜； 麦冬生地千扬水，血虚外感最相当

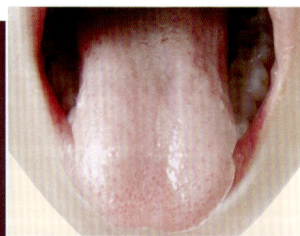

06 血虚感冒——舌淡胖

主症 头痛,身热微寒,无汗,唇淡,指甲苍白,心悸,头晕。

上焦 ❶ 气短——舌尖为心肺,舌质淡,苔薄白,为心阳不足,心血亏虚;

中焦 ❷ 胃胀、纳差——舌中部苔白,略有凹陷,为脾胃虚弱,中气不足;

❸ 乏力,易疲劳——舌两边胖大,为脾肾阳虚,气血亏虚;

下焦 ❹ 腰膝酸软,下肢冷——舌根胖,质淡,为肾阳不足,阳气不达四末。

证机概要	血虚感寒
治法	养血解表
方药	葱白七味饮加减
处方	葱白10g、豆豉10g、葛根10g、生姜10g、地黄10g、麦冬10g。 7剂,水煎服,日1剂
方解	葱白、豆豉、葛根、生姜——解表;生地黄、麦冬——滋阴养血

第二节 咳嗽

六淫外邪侵袭肺系,或脏腑功能失调,内伤及肺,肺失宣降,肺气上逆,冲击气道,发出咳声或伴有咳痰为主要表现的一种病症。

一、外感咳嗽

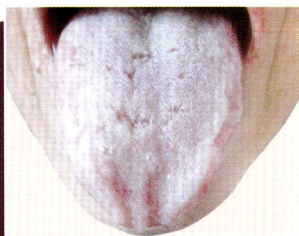

01 风寒袭肺——舌苔白

主症 咽痒，咳痰色白稀薄，鼻塞流清涕。

上焦 ❶ 气短——舌尖为心肺，舌质略胖，苔薄白，为阳虚，为寒邪阻遏胸阳；

中焦 ❷ 胃胀、纳差——舌中部苔白为脾胃虚弱；

下焦 ❸ 腰膝酸软，下肢冷——舌根凹陷，为肾阳不足，阳气不达四末。

证机概要	风寒袭肺，肺气失宣
治法	疏风散寒，宣肺止咳
方药	三拗汤合止嗽散加减
处方	麻黄 6g、杏仁 10g、甘草 10g、白前 10g、桔梗 10g、荆芥 10g、陈皮 10g、紫菀 10g、百部 10g。3 剂，水泡 1 小时再开始煎煮，开锅就关火，频频口服
方解	两方均能宣肺化痰止咳，但前方以宣肺散寒为主，用于风寒闭肺；后方以疏风润肺为主，用于咳嗽迁延不愈或愈而复发者。 **三拗汤**：麻黄——宣肺止咳；杏仁——利肺降气；甘草——协调诸药。 **止嗽散**：桔梗、荆芥、陈皮、甘草——疏风宣肺，化痰利咽；紫菀、百部——温润止咳；白前——降气祛痰

方歌 ▶ **止嗽散**　止嗽散用百部菀，白前桔草荆陈研；
宣肺疏风止咳痰，姜汤调服不必煎

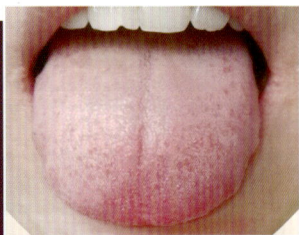

02 风热犯肺——舌尖红

主症 咳嗽，痰黏稠或稠黄，喉燥咽痛，口渴。

上焦
❶ 口干、咽干、鼻干——舌尖红为肺火旺盛，热灼津伤；
❷ 心烦、心悸——舌尖红，心肺热盛，热扰心神；
❸ 慢性咽炎——舌尖中部凹陷，多见慢性咽炎，但现因为舌尖红为火盛，则咽干；

中焦 ❹ 胃胀，纳差——舌中部凹陷为脾胃虚弱，运化失司；

下焦 ❺ 腰膝酸软，下肢冷——舌质胖且舌根中部凹陷为脾肾阳虚，肾阳不足，阳气不达四末。

证机概要	风热犯肺，肺失清肃
治法	疏风清热，宣肺止咳
方药	桑菊饮加减
处方	桑叶 10g、菊花 10g、连翘 10g、薄荷（后下）10g、桔梗 10g、杏仁 10g、甘草 10g、芦根 30g。3 剂，水泡 1 小时再开始煎煮，开锅就关火，频频口服，如果 3 剂后症状未全除，继续再服
方解	本方为辛凉轻剂，功能疏风清热，宣肺止咳，用于咳嗽、咳痰、咽干，微有身热者。 桑叶、菊花、薄荷、连翘——疏风清热；桔梗、杏仁、甘草——宣肺止咳化痰；芦根——清热生津

方歌 ▶ **桑菊饮**　桑菊饮中桔杏翘，芦根甘草薄荷饶；
清疏肺卫轻宣剂，风温咳嗽服之消

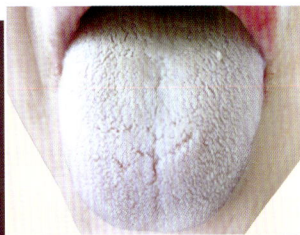

03 风燥伤肺——舌干燥

主症 干咳，咽喉干痛，唇鼻干燥，口干。

上焦 ❶ 胸闷气短——舌尖为心肺所属，凹陷为虚，气不足则胸闷气短；
❷ 慢性咽炎——舌尖中部为咽喉，慢性咽炎多见舌尖中部凹陷；
❸ 头晕乎乎乎——舌胖，湿油蒙窍；
中焦 ❹ 胃胀，纳差——舌中部苔黄糙为脾胃虚弱兼有热邪；
下焦 ❺ 腰困重——舌根腻苔为痰油下注；
❻ 溲黄——痰油下注膀胱。

证机概要	风燥伤肺，肺失清润
治法	疏风清肺，润燥止咳
方药	桑杏汤加减
处方	桑叶 10g、淡豆豉 10g、杏仁 10g、浙贝母 10g、山栀子 10g、沙参 20g、梨皮 10g。 3 剂，水泡 1 小时再开始煎煮，开锅就关火，频频口服，如果 3 剂后症状未全除，继续再服
方解	本方清宣凉润，用于外感风热燥邪伤津，干咳，痰少而黏，口渴，身热头痛。 桑叶、淡豆豉——疏风解表，清宣燥热；杏仁、浙贝母——化痰止咳；山栀子、沙参、梨皮——润肺生津

方歌 ▶ **桑杏汤**　　桑杏汤中浙贝宜，沙参栀豉与梨皮；
干咳鼻润又身热，清宣凉润燥能祛

二、内伤咳嗽

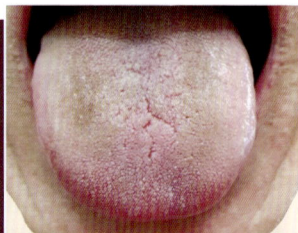

01 痰热郁肺——黄腻苔

主症 咳嗽气息粗促，痰多，质黏稠，色黄。

上焦 ❶ 胸闷、心烦——舌尖红，苔黄腻，为痰热扰胸；
❷ 失眠——舌尖红，火扰神明；

中焦 ❸ 嗳气，厌食吞酸——舌中部为脾胃，黄腻苔为痰湿中阻，气机不畅，胃失和降；

下焦 ❹ 腰困重——舌根腻苔为痰浊下注；
❺ 溲黄——痰浊下注膀胱。

证机概要	痰热壅肺，肺失肃降
治法	清热肃肺，豁痰止咳
方药	清金化痰汤加减
处方	黄芩 10g、山栀子 10g、贝母 10g、桑白皮 10g、瓜蒌 10g、桔梗 10g、甘草 10g、橘红 10g、茯苓 10g、麦冬 10g、知母 10g。 7 剂，水煎服，日 1 剂
方解	本方清热化痰，用于咳嗽气急，痰黄稠厚，胸闷，身热。桑白皮、黄芩、山栀子——清泄肺热；贝母、瓜蒌、桔梗、甘草、橘红、茯苓——止咳化痰；麦冬、知母——养阴化痰

方歌 ▶ *清金化痰汤* 清金化痰肺热使，芩草蒌仁与山栀；
桔梗云苓广橘红，桑皮二母麦冬施

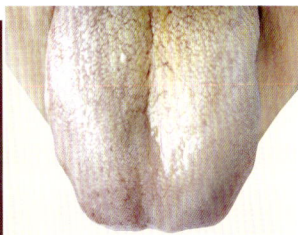

02 痰湿蕴肺——浊腻苔

主症 咳嗽，痰黏腻，或稠厚成块，痰多易咳，早晨或食后咳甚痰多，进食甘甜油腻物加重。

上焦 ❶ 胸闷气短——舌尖为心肺所属，凹陷为虚，气不足则胸闷气短；
❷ 慢性咽炎——舌尖中部凹陷，多为慢性咽炎；
❸ 头晕晕乎乎——舌胖，湿浊蒙窍；

中焦 ❹ 嗳气，厌食吞酸——舌中部为脾胃，黄腻苔为痰湿中阻，气机不畅，胃失和降；

下焦 ❺ 腰困重——舌根腻苔为痰浊下注；
❻ 溲黄——痰浊下注膀胱。

证机概要	脾湿生痰，上渍于肺，壅遏肺气
治法	健脾燥湿，化痰止咳
方药	二陈平胃散合三子养亲汤加减
处方	半夏 10g、茯苓 10g、苍术 10g、莱菔子 10g、甘草 10g、厚朴 10g、苏子 10g、白芥子 10g、陈皮 10g、桔梗 10g、杏仁 10g、枳壳 10g。 7 剂，水煎服，日 1 剂
方解	前方燥湿化痰，理气和胃，用于咳而痰多，痰质稠厚，胸闷脘痞，苔腻者。后方降气化痰，用于痰浊壅肺，咳逆痰涌，胸满气急，苔浊腻者。 **二陈平胃散**：半夏、茯苓、苍术——燥湿化痰；陈皮、甘草、厚朴——理气和中。 **三子养亲汤**：白芥子——温肺祛痰；苏子——降气行痰，使气降则痰不逆；莱菔子——消食化痰，使气行则痰行；加桔梗、杏仁、枳壳——宣降肺气

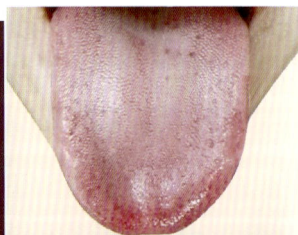

03 肝火犯肺——舌质红

主症 咳时面赤，口苦咽干，痰少质黏，咯之难出，症状可随情绪波动而增加。

上焦
1. 心烦、心悸——舌尖红，热扰心神；
2. 失眠——舌尖红，火扰神明；
3. 手心热——手厥阴心包经、手少阴心经均到手，心火旺所致；
4. 口干、咽干——肺热津伤；

中焦
5. 胃灼热——舌中为脾胃，舌质红为热灼津伤；
6. 胸胁苦满——舌两边红，略有紫斑，为肝火旺盛；

下焦
7. 五心烦热——肾阴亏虚，虚热内生。

证机概要	肝郁化火，上逆侮肺
治法	清肝泻肺，化痰止咳
方药	加减泻白散合黛蛤散加减
处方	青皮 10g、陈皮 10g、黄芩 10g、海蛤壳 20g、知母 10g、粳米 10g、甘草 10g、青黛（冲服）5g、桑白皮 10g、地骨皮 10g。 7 剂，水煎服，日 1 剂
方解	前方顺气降火，清肺化痰，后方清肝泻火化痰。合之使气火下降，肺气得以清肃，咳逆自平。 青黛、海蛤壳——清肝化痰；青皮、陈皮——疏肝理气和胃；黄芩、桑白皮、地骨皮——清泻肺热；知母、粳米、甘草——补中养胃、生津

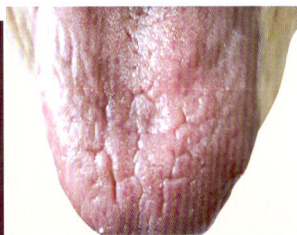

04 肺阴亏耗——舌红嫩

主症 干咳、咳声短促，手足心热，午后潮热，形瘦神疲。

上焦 ❶ 心烦、心悸——舌尖红，热扰心神；
❷ 失眠——舌尖红，火扰神明；
❸ 口干、咽干——舌尖裂纹，为肺阴亏虚，肺热津伤；
中焦 ❹ 胃隐痛——舌中质红，有裂纹，为胃阴亏虚；
下焦 ❺ 五心烦热——舌根质红，为肾阴亏虚，虚热内生。

证机概要	肺阴亏虚，虚热内灼，肺失润降
治法	滋阴润肺，化痰止咳
方药	沙参麦冬汤加减
处方	沙参 10g、麦冬 10g、玉竹 20g、天花粉 20g、甘草 10g、青蒿 10g、扁豆 10g、鳖甲（先煎）10g、山药 10g、茯苓 10g、桑叶 10g、银柴胡 10g、川贝母 6g、知母 20g、杏仁 10g。 7 剂，水煎服，日 1 剂
方解	本方甘寒养阴，润肺生津，用于阴虚肺燥，干咳少痰。沙参、麦冬、玉竹、天花粉、银柴胡、青蒿、鳖甲——滋阴润燥；白扁豆、甘草、山药、茯苓——和养胃气；桑叶、川贝母、知母、杏仁——清宣肺热

方歌 ▶ *沙参麦冬汤加减* 沙参麦冬扁豆桑，玉竹花粉甘草襄；
秋燥耗津伤肺胃，咽涸干咳最堪尝

第三节 哮病

宿痰伏肺→诱因、感邪→引触→痰阻气道，肺失肃降，痰气搏击，气道挛急→发作性痰鸣气喘疾病。以喉中哮鸣有声，呼吸气促困难，甚至喘息不能平卧为临床特征。

一、发作期

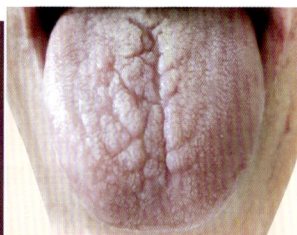

01 虚哮一证——舌淡胖

> **主症** 喉中哮鸣如鼾，声低，气短息促，动则喘甚。

上焦 ❶ 胸闷气短——舌尖为心肺，舌质胖，苔薄白，为肺气不足，心阳亏虚，心血亏虚；

❷ 嗜睡——舌胖质淡，气血亏虚，阳气不足；

中焦 ❸ 纳差，不欲食——舌中部苔白，有裂纹但质淡，中部饱满，为水湿较重而湿阻中焦，发为脾胃虚弱；

❹ 乏力，易疲劳——舌两边齿痕，为脾肾阳虚，气血亏虚；

下焦 ❺ 腰膝酸软，下肢冷——舌根凹陷，舌胖，为肾阳不足，阳气不达四末；

❻ 腰椎不好——舌根凹陷也反映腰椎有问题。

证机概要	哮病久发，痰气瘀阻，肺肾两虚，摄纳失常
治法	补肺纳肾，降气化痰
方药	平喘固本汤加减
处方	党参 10g、黄芪 10g、核桃仁 10g、沉香（冲）3g、紫河车 10g、橘皮 10g、五味子 10g、冬虫夏草（冲）3g、半夏 10g、苏子 10g、款冬花 10g。 7 剂，水煎服，日 1 剂
方解	本方补益肺肾，降气平喘，适用于肺肾两虚痰气交阻，摄纳失常之喘哮。党参、黄芪——补益肺肾；核桃仁、沉香、紫河车、冬虫夏草、五味子——补肾纳气；苏子、半夏、款冬花、橘皮——降气化痰

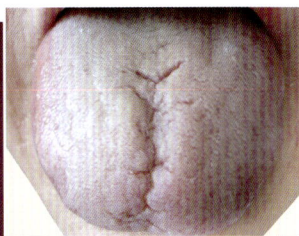

02 冷哮舌淡——苔白腻

主症 呼吸急促，喉中哮鸣如水鸡声，痰色白、稀薄而有泡沫。

上焦 ❶ 胸闷气短——舌尖为心肺，舌质胖，舌尖苔薄白，为肺气虚，心阳不足，气血亏虚；
❷ 慢性咽炎——舌尖中部凹陷，多为慢性咽炎；
❸ 头晕晕乎乎，头沉如裹——舌胖，苔白腻，痰油蒙窍；
中焦 ❹ 胃胀、纳差——舌中凹陷为脾胃虚弱；
下焦 ❺ 腰膝酸软，下肢冷——舌质胖苔腻，为肾阳不足，阳气不达四末。

证机概要	寒痰伏肺，遇感触发，痰升气阻，肺失宣降
治法	温肺散寒，化痰平喘
方药	射干麻黄汤加减
处方	射干 10g、麻黄 6g、苏子 10g、沉香（冲）3g、干姜 10g、细辛 3g、半夏 10g、蝉蜕 10g、僵蚕 10g、紫菀 10g、款冬花 10g、五味子 10g、大枣 10g。 7 剂，水煎服，日 1 剂
方解	长于降逆平哮，治痰饮咳喘，咳而上气，喉中有水鸡声，表证不著者；或小青龙汤，解表散寒作用强，用于表寒里饮，寒象较重者。 射干、麻黄——宣肺平喘，豁痰利咽；苏子、沉香——直折逆气；干姜、细辛、半夏——温肺蠲饮降逆；蝉蜕、僵蚕——开肺闭、降逆气；紫菀、款冬花——化痰止咳；五味子、大枣——敛肺补肺

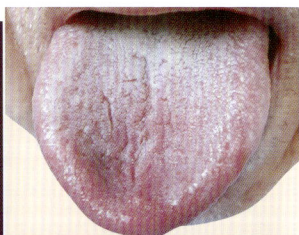

03 热哮喉吼——舌质红

主症 喘而气粗，喉中痰鸣如吼，胸高胁胀，咳呛阵作，咯痰黏浊稠厚，排吐不利，或黄或白。

上焦 ❶ 口干、咽干、鼻干——舌尖红为肺火旺盛，热灼津伤；

❷ 心烦、心悸——舌尖红，心肺热盛，热扰心神；

❸ 失眠——舌尖红，为火盛扰神，心神不宁；

中焦 ❹ 易饥易饿——舌中舌质红且有裂纹，为胃火炽盛，消谷善饥；

下焦 ❺ 腰膝酸软，下肢冷——舌根白为肾阳不足，不能温养腰府及四肢，阳气不达四末。

此舌为上焦、中焦热，下焦寒之舌象。

证机概要	痰热蕴肺，壅阻气道，肺失清肃
治法	清热宣肺，化痰平喘
方药	❶ 定喘汤——本方清肺泻热，化痰平喘。用于喘哮气逆，胸膈烦闷，咯痰黄稠者； ❷ 越婢加半夏汤——宣肺泄热，用于肺热内郁，外有表证者：喘哮遇感而触发，喘咳上气，目如脱状，寒热，脉浮大
处方	麻黄 6g、黄芩 10g、杏仁 10g、桑白皮 10g、半夏 10g、款冬花 10g、苏子 10g、白果 10g、甘草 10g。 7 剂，水煎服，日 1 剂
方解	麻黄——宣肺平喘；黄芩、桑白皮——清泻肺热；杏仁、半夏、款冬花、苏子——化痰降逆；白果——收敛肺气而平喘，防麻黄过于发散；甘草——调和药物

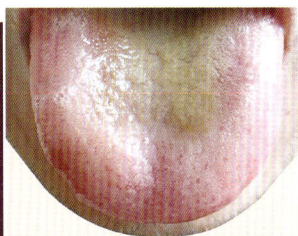

04 寒包热哮——舌本红

主症 喉中哮鸣有声，呼吸急促，喘咳气逆，烦躁、口干欲饮、便干。

上焦
1. 心烦、心悸——舌尖红，热扰心神；
2. 失眠——舌尖红，火扰神明；
3. 慢性咽炎——舌尖中部凹陷，多为慢性咽炎；
4. 口干咽干——心火旺盛，肺热津伤；

中焦
5. 胃胀——舌中凹陷为脾胃虚弱，运化失司；
6. 脾气大——舌两边红，为肝火旺，平常易急易怒；

下焦
7. 腰困重——舌根腻苔为痰油下注，困滞腰府；
8. 溲黄——痰油下注膀胱。

证机概要	痰热壅肺，复感风寒，客寒包火，肺失宣降
治法	解表散寒，清化痰热
方药	❶ 小青龙加石膏汤：用于外感风寒，饮邪内郁化热，而以表寒为主，喘咳烦躁者； ❷ 厚朴麻黄汤：用于饮邪迫肺，夹有郁热，咳逆喘满，烦躁而表寒不著者
处方	麻黄 6g、厚朴 10g、杏仁 10g、石膏（先煎）30g、生姜 10g、半夏 10g、甘草 10g、大枣 10g。 7 剂，水煎服，日 1 剂
方解	麻黄——散寒解表，宣肺平喘；石膏——清泄郁热。二味辛凉配伍，外散风寒，内清郁热。厚朴、杏仁——止咳平喘；生姜、半夏——化痰降逆；甘草、大枣——调和药物

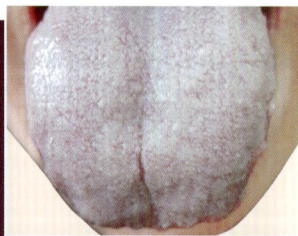

05 风痰哮证——舌较胖

主症 喉中痰涎壅盛，声如拽锯，或鸣声如吹哨笛，咯痰黏腻难出。

上焦 ❶ 头晕晕乎乎——舌胖，痰浊蒙窍；
❷ 胸闷、气短——气血亏虚及痰浊在胸，胸阳不振；
❸ 慢性咽炎——舌尖中部为咽喉，慢性咽炎多见舌尖中部凹陷；

中焦 ❹ 胃胀、纳差——舌中凹陷为脾胃虚弱；
❺ 流涎——大胖舌多有此证，越胖越能准确诊断，为脾胃虚弱所致；

下焦 ❻ 腰膝酸软，下肢冷——舌根质胖，为肾阳不足，阳气不达四末。

证机概要	痰浊伏肺，风邪引触，肺气郁闭，升降失司
治法	祛风涤痰，降气平喘
方药	三子养亲汤加味
处方	白芥子 20g、苏子 20g、莱菔子 20g、麻黄 6g、杏仁 10g、茯苓 30g、厚朴 10g、半夏 10g、陈皮 10g、僵蚕 10g。 7 剂，水煎服，日 1 剂
方解	本方涤痰利窍，降气平喘，用于痰壅气实，咳逆息涌，痰稠黏量多，胸闷，苔浊腻者。 白芥子——温肺利气涤痰；苏子——降气化痰，止咳平喘；莱菔子——行气化痰；麻黄、杏仁——宣肺止咳平喘；茯苓——健脾化痰；厚朴、半夏、陈皮——降气化痰；僵蚕——祛风化痰

二、缓解期

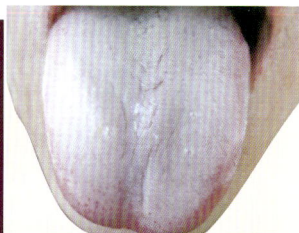

01 肺脾气虚——舌质淡

主症 平时自汗怕风，易于感冒，鼻塞流清涕。

上焦 ❶ 胸闷、气短——舌体及舌尖前部胖大，为心、肺、脾气虚，气不足则气短，气血运行乏力则胸闷；
❷ 慢性咽炎——舌尖中部凹陷，多为慢性咽炎；
❸ 心烦、心悸——舌尖边红，热扰心神；所以此舌肺脾气血不足还略有心火旺；

中焦 ❹ 胃胀、纳差——舌中部苔白，为脾胃虚弱；
❺ 乏力、易疲劳——舌胖大，为脾肾阳虚，气血亏虚；

下焦 ❻ 腰膝酸软——舌根苔白，舌质胖，为肾阳虚弱。

证机概要	哮病日久，肺虚不能主气，脾虚运化无权，气不化津，痰饮蕴肺，肺气上逆
治法	健脾益气，补土生金
方药	六君子汤加减
处方	党参 10g、白术 20g、山药 20g、炒薏苡仁 20g、茯苓 20g、半夏 10g、橘皮 10g、五味子 10g、炙甘草 10g。7 剂，水煎服，日 1 剂
方解	本方补脾化痰，用于脾虚食少，痰多脘痞，倦怠乏力，大便不实等症。 党参、白术——健脾益气；山药、薏苡仁、茯苓——甘淡补脾；半夏、橘皮——燥湿化痰；五味子——敛肺气；甘草——补气调中

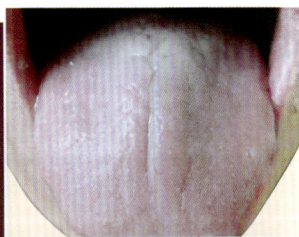

02 肺肾两虚——舌无苔

主症 平素短气喘息，动则为甚，吸气不利，腰酸腿软。

上焦 ❶胸闷气短——舌尖为心肺，舌质胖，浅红，为肺阴亏虚，肺气不足；

中焦 ❷胃隐痛或嘈杂——舌中凹陷，舌质浅红，为胃阴亏虚；

下焦 ❸腰膝酸软，肢冷——舌根白，为肾阳虚弱。

证机概要	哮病久发，精气亏乏，肺肾摄纳失常，气不归原，津凝为痰
治法	补益肺肾，纳气平喘
方药	生脉地黄汤合金水六君煎加减
处方	熟地黄 20g、党参 20g、山茱萸 10g、核桃仁 10g、麦冬 10g、茯苓 20g、炙甘草 10g、五味子 10g、半夏 10g、陈皮 10g。 7 剂，水煎服，日 1 剂
方解	两者都用于久哮肺肾两虚，但前者以益气养阴为主，适用于肺肾气阴两虚；后者以补肾化痰为主，适用于肾虚阴伤痰多。熟地黄、山茱萸、核桃仁——补肾纳气；党参、麦冬、五味子——补益肺之气阴；茯苓、甘草——益气健脾；半夏、陈皮——理气化痰

方歌	生脉地黄汤	生脉饮＋六味地黄汤。
	生脉饮	生脉麦味与人参。
	六味地黄汤	六味地黄益肾肝，山药丹泽萸苓掺；更加知柏成八味，阴虚火旺可煎餐

第四节 喘证

喘证是指由于外感或内伤，导致肺失宣降，肺气上逆或气无所主，肾失摄纳，以致呼吸困难，甚则张口抬肩，鼻翼煽动，不能平卧为临床特征的一种病症。

轻者仅表现为呼吸困难，不能平卧；重者稍动则喘息不已，甚则张口抬肩，鼻翼煽动；严重者，喘促持续不解，烦躁不安，面青唇紫，肢冷，汗出如珠，脉浮大无根，甚则发为喘脱。

辨证要点

	实 喘	虚 喘
新久	新病	久病，或急性发作
声音	声音高大，伴痰鸣咳嗽	声音低微，少有痰鸣咳嗽
呼吸	呼吸深长有余，以呼出为快，气粗	呼吸短促难续，吸气不利
脉象	数而有力	微弱或浮大中空
病势	骤急	徐缓，时轻时重，遇劳即甚

一、实喘

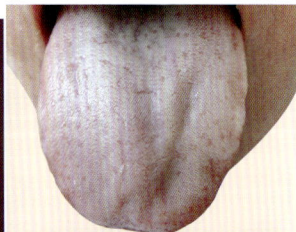

01 风寒壅肺——苔薄白

主症 咳喘气逆，呼吸急促，胸闷，痰多稀薄而带泡沫，色白质黏。

上焦 ❶ 胸闷气短——舌尖为心肺，舌质胖，苔薄白，为肺气不足，心阳亏虚；

中焦 ❷ 胃胀、纳差——舌中部苔白为脾胃虚弱；

下焦 ❸ 腰膝酸软，肢冷——舌根白为肾阳虚弱。

证机概要	风寒上受，内舍于肺，邪气壅实，肺气不宣
治法	宣肺散寒
方药	麻黄汤合华盖散加减
处方	麻黄 6g、紫苏 10g、半夏 10g、橘红 10g、杏仁 10g、苏子 10g、紫菀 10g、白前 10g。 7 剂，水煎服，日 1 剂
方解	前方解表宣肺平喘，用于风寒袭肺，肺气失宣，喘咳无汗，寒热身痛。后方宣肺化痰，用于喘咳胸闷，痰气不利者。前者解表散寒力强；后者降气化痰功著。 麻黄、紫苏——温肺散寒；半夏、橘红、杏仁、苏子、紫菀、白前——化痰降气平喘

方歌

麻黄汤	麻黄汤中用桂枝，杏仁甘草四般施； 发热恶寒头项痛，喘而无汗服之宜
华盖散	华盖麻黄杏橘红，桑皮苓草紫苏供； 三拗只用甘麻杏，表散风寒力最雄

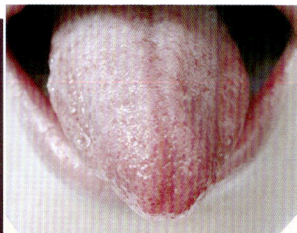

02 表寒肺热——舌尖红

主症 喘逆上气，息促、鼻煽，吐痰稠黏。

上焦 ❶ 口干、咽干、鼻干——舌尖红为肺火旺盛，热灼津伤；
❷ 心烦、心悸——舌尖红，心肺热盛，热扰心神；
❸ 失眠——舌尖红，为火盛扰神，心神不宁；
中焦 ❹ 易饥易饿——舌中舌质红且有凹陷，为胃火炽盛，消谷善饥；
下焦 ❺ 腰膝酸软——舌根凹陷舌胖为肾阳不足，不能温养腰府。

证机概要	寒邪束表，热郁于肺，肺气上逆
治法	解表清里，化痰平喘
方药	麻杏石甘汤加减
处方	麻黄 6g、黄芩 10g、款冬花 10g、石膏（先煎）30g、苏子 10g、杏仁 10g、半夏 10g、桑白皮 10g。 7 剂，水煎服，日 1 剂
方解	本方宣肺泄热，降气平喘，适用于外有表证，肺热内郁，咳喘上气，目张睛突，恶寒发热，脉浮大者。 麻黄——宣肺解表；黄芩、桑白皮、石膏——清泄里热；苏子、杏仁、款冬花、半夏——降气化痰

方歌 ▶ **麻杏石甘汤**　麻杏甘草石膏汤，四药组合有专长；
　　　　　　　　　　肺热壅盛气喘急，辛凉疏泄此法良

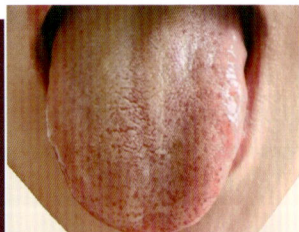

03 痰热郁肺——苔黄腻

主症 喘咳，胸部胀痛，痰稠黏色黄，身热，有汗，口渴喜冷饮，咽干。

上焦 ❶ 胸痛、胸闷、心悸——舌尖紫暗，瘀阻心络；
❷ 失眠——多梦见棺材、死人，易惊吓，舌尖瘀紫多有此梦；

中焦 ❸ 反酸、口臭——舌中部浅黄苔，舌两边红，为痰浊＋肝火旺；

下焦 ❹ 腰膝酸软、尿浊——舌根略凹陷，略有浅黄腻苔，为下焦痰浊，膀胱气化不利。

证机概要	邪热蕴肺，蒸液成痰，痰热壅滞，肺失清肃
治法	清热化痰，宣肺止咳
方药	桑白皮汤加减
处方	黄芩 10g、黄连 10g、栀子 10g、桑白皮 10g、蒲公英 10g、金银花 10g、连翘 10g、鱼腥草 10g、杏仁 10g、贝母 10g、半夏 10g、瓜蒌皮 10g、知母 10g、射干 10g、地龙 10g、苏子 10g。 7 剂，水煎服，日 1 剂
方解	本方清热肃肺化痰。用于喘急，胸膈烦闷，痰黏色黄咯吐不利者。 桑白皮、黄芩、黄连、栀子、鱼腥草、蒲公英、金银花、连翘——清泄肺热；杏仁、贝母、半夏、苏子、知母、射干、瓜蒌皮、地龙——化痰利气

方歌 ▶ **桑白皮汤** 桑白皮汤痰热了，芩连山栀将火扫；
苏子杏仁降肺逆，贝母半夏用之巧

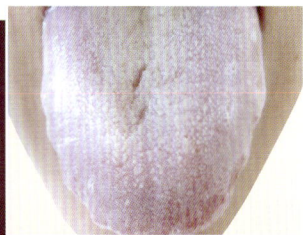

04 痰浊阻肺——大胖舌

主症 喘而胸满闷窒，咳嗽痰多，黏腻色白，咯吐不利，纳呆，口黏不渴。

上焦
❶ 头晕晕乎乎，头沉如裹——舌胖，苔白腻，痰浊蒙窍；
❷ 胸闷气短——舌胖，苔白腻，痰浊蒙蔽胸阳；
❸ 健忘——痰浊蒙蔽清窍；

中焦 ❹ 胃胀、纳呆——舌中部苔浅黄为脾胃虚弱，痰浊中阻；

下焦 ❺ 腰膝酸软、尿沥——舌根略凹陷，略有浅黄腻苔，为下焦痰浊，膀胱气化不利。

证机概要	中阳不运，积湿生痰，痰浊壅肺，肺失宣降
治法	祛痰降逆，宣肺平喘
方药	二陈汤合三子养亲汤加减
处方	半夏 10g、陈皮 10g、苍术 10g、厚朴 10g、枳壳 10g、紫菀 10g、款冬花 10g、旋覆花（包煎）10g。 7 剂，水煎服，日 1 剂
方解	二陈汤为治痰之通用方，广泛用于痰湿阻肺，咳嗽痰多；三子养亲汤降气化痰，适用于咳喘气逆，胸满痰多，前者重点在胃，痰多脘痞者适用；后者重点在肺，痰壅气急者宜之。 **二陈汤**——燥湿化痰，理气和中。 **三子养亲汤**——豁痰利气平喘，酌加苍术、厚朴（二陈平胃散）、枳壳、紫菀、款冬花、旋覆花

方歌 ▶ **二陈汤** 二陈汤用半夏陈，苓草梅姜一并存；
利气祛痰兼燥湿；湿痰为患此方珍

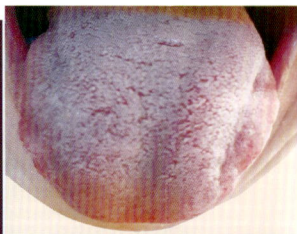

05 肺气郁闭——舌尖红

主症 呼吸短促，息粗气憋，胸闷胸痛，咽中如窒，常伴精神抑郁，失眠心悸。

上焦	❶ 心烦心悸——舌尖红，热扰心神；
	❷ 失眠——舌尖红，火扰神明；
	❸ 手心热——手厥阴心包经、手少阴心经均到手，心火旺所致；
	❹ 口干咽干——肺热津伤；
中焦	❺ 胁胀满——舌两边红为肝胆火盛，郁怒伤肝，肝气冲逆犯肺，失于肃降；
下焦	❻ 溲黄——舌尖红，心火下移小肠，热邪下注膀胱。

证机概要	肝郁气逆，上冲犯肺，肺气不降
治法	开郁降气平喘
方药	五磨饮子加减
处方	槟榔 10g、木香 10g、枳实 10g、沉香（冲）3g、乌药 10g、厚朴 10g、苏子 10g、金沸草 10g、杏仁 10g、代赭石（先煎）20g。 7 剂，水煎服，日 1 剂
方解	本方行气解郁，用于情志不畅，肝气上犯于肺而致胸闷气憋，喘急，咽中如窒。 槟榔——行气导滞，破气降逆；沉香——降气平喘，既可降逆气，又可纳肾气，使气不复上逆；木香、枳实、乌药、厚朴——疏肝顺气，加强开郁之力；苏子、金沸草、代赭石、杏仁——降逆平喘

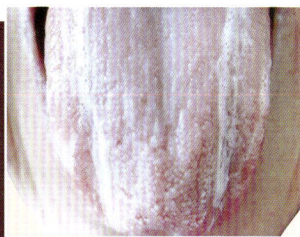

附 水凌心肺——舌质胖

主症 喘咳气逆，倚息难以平卧，咯痰稀白。

上焦 ❶ 胸闷气短——舌尖为心肺，舌尖中部凸起，为水湿泛滥而肿，水凌心肺，胸阳不振；

中焦 ❷ 胃胀、纳呆，饥不欲食——舌中部凹陷，舌体胖大，为水湿碍胃，这种舌象的病人多有胃脘部振水声；

下焦 ❸ 腰膝酸软，下肢冷——舌根凹陷，为肾阳不足，阳虚不温，阳气不达四末。

证机概要	阳虚水泛，上凌心肺，宣降失和
治法	温阳利水，泄壅平喘
方药	真武汤合葶苈大枣泻肺汤 + 泽兰、益母草、桂枝、北五加皮、桑白皮
处方	茯苓 10g、芍药 10g、白术 10g、附子（先煎）10g、葶苈子 10g、大枣 10g、泽兰 10g、益母草 10g、桂枝 10g、北五加皮 10g、桑白皮 10g。 7 剂，水煎服，日 1 剂
方解	真武汤——温阳利水；葶苈大枣泻肺汤——泻肺除壅。也可用葶苈大枣泻肺汤合小青龙汤

方歌 ▶ **真武汤**

真武汤壮肾中阳，苓芍术附加生姜；
少阴腹痛寒水聚，悸眩瞤惕急煎尝

二、虚喘

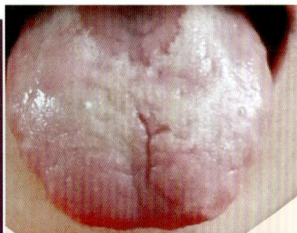

01 风热犯表——舌胖红

主症 喘促短气，气怯声低，喉有鼾声，痰吐稀白，自汗畏风。

上焦 ❶ 口干、咽干、鼻干——舌尖红为肺火旺盛，热灼津伤；

❷ 心烦、心悸——舌尖红，心肺热盛，热扰心神；

❸ 慢性咽炎——舌尖中部凹陷，多见慢性咽炎，但现因为舌尖红为火盛，则咽干；

中焦 ❹ 胃胀、纳差——舌中部苔略黄，舌质胖，为脾胃虚弱，本为脾肾阳虚，运化失司，现又外感；

下焦 ❺ 五心烦热——舌根凹陷且无苔为肾阴亏虚，虚热内生。

证机概要	肺气亏虚，气失所主
治法	补肺益气养阴
方药	生脉散合补肺汤加减
处方	党参 10g、黄芪 10g、熟地黄 10g、五味子 10g、紫菀 10g、干姜 6g、半夏 10g、冬虫夏草（冲）3g、陈皮 10g、厚朴 10g、桑白皮 10g。 7 剂，水煎服，日 1 剂
方解	前方益气养阴，以气阴不足为宜；后方补肺益气，治短气喘咳，少气不足以息等肺肾气虚之证。 党参、黄芪——补益肺气；熟地黄、五味子、冬虫夏草——补肾敛肺纳气；桑白皮、紫菀——化痰止咳；加干姜、半夏温肺化痰，陈皮、厚朴行气消痰，降逆平喘。

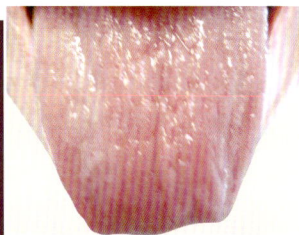

02 肾虚不纳——舌光光

主症 喘促日久，呼多吸少，气不得续，动则喘甚，小便常因咳甚而失禁或尿后余沥。

上焦 ❶ 心烦心悸——舌质红，阴虚火旺，热扰心神；
❷ 失眠——舌质红，火扰神明；

中焦 ❸ 胃隐痛或饥不欲食——舌中部为脾胃，舌嫩红无苔为胃阴亏虚；

下焦 ❹ 腰膝酸软——舌质红，少苔，为肾阴亏虚；
❺ 五心烦热——肾阴亏虚，虚热内生。

证机概要	肺病及肾，肺肾俱虚，气失摄纳
治法	补肾纳气
方药	金匮肾气丸合参蛤散加减
处方	熟地黄30g、山药20g、茯苓30g、山茱萸20g、牡丹皮10g、泽泻20g、桂枝10g、附子（先煎）10g、牛膝10g、党参10g、蛤蚧10g、车前子（包煎）20g、核桃仁10g、紫河车10g、仙茅10g、冬虫夏草（冲）3g、仙灵脾10g、沉香（冲）3g、紫石英（先煎）20g。7剂，水煎服，日1剂
方解	金匮肾气丸——温补肾阳，用于喘息短气，形寒肢冷、跗肿。参蛤散——纳气补肾，用于喘咳乏力，动则为甚，吸气难降者。 党参——大补元气；蛤蚧——补肺益肾，纳气定喘；酌加山茱萸、冬虫夏草、核桃仁、紫河车、仙茅、仙灵脾、沉香、紫石英以温肾纳气平喘

第五节　肺痈

肺痈是肺叶生疮，形成脓疡的一种病症，属内痈之一。临床以咳嗽、胸痛、发热、咯吐腥臭浊痰，甚则脓血相间为主要特征。

01 初期之舌不明显

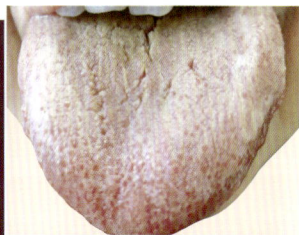

主症 发热，微恶寒，咯白色黏痰，痰量日渐增多，口干鼻燥。初期舌有时不会很明显让你能辨别属寒属热，需要注意。

上焦 ❶ 心烦、心悸——舌尖红，热扰心神；

❷ 失眠——舌尖红，火扰神明；

❸ 口干、咽干——肺热津伤；

❹ 头晕晕乎乎——舌质胖，且舌中后部黄腻苔，为平素素有痰浊，痰浊蒙窍；

中焦 ❺ 胃胀、纳差——舌中部黄腻苔，痰浊中阻，升降不利；

❻ 乏力、易疲劳——舌两边齿痕，为脾肾阳虚，气血亏虚；

下焦 ❼ 腰困重——舌根腻苔为痰浊下注；

❽ 溲黄——痰浊下注膀胱。

证机概要	风热外袭，卫表不和，邪热壅肺，肺失清肃
治法	疏风散热，清肺化痰
方药	银翘散加减
处方	金银花20g、连翘10g、竹叶10g、芦根40g、桔梗10g、贝母10g、前胡10g、牛蒡子30g、甘草10g。 5剂，水泡1小时，然后水煎开锅即关火，频频口服，当茶喝
方解	本方疏风清热，轻宣肺气，用于肺痈初起，恶寒发热，咳嗽痰黏。 金银花、连翘、竹叶、芦根——疏风清热解毒；桔梗、贝母、牛蒡子、前胡、甘草——利肺化痰

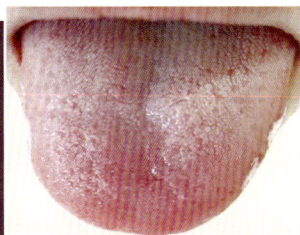

02 成痈之期舌尖红

主症 壮热不寒，汗出烦躁，咳吐浊痰，自觉喉中有腥味。

上焦
① 心烦、心悸——舌尖红，热扰心神；
② 失眠——舌尖红，火扰神明；
③ 口干、咽干、鼻干——肺热津伤；

中焦
④ 胃胀、纳差——舌中部凹陷为脾胃虚弱；

下焦
⑤ 腰膝酸软、下肢冷　舌根凹陷，为肾阳不足，阳虚不温，阳气不达四末。
⑥ 此舌属于上热下寒的舌象，有主症先治主病。

证机概要	热毒蕴肺，蒸液成痰，热壅血瘀，酝酿成痈
治法	清肺解毒，化瘀消痈
方药	千金苇茎汤合如金解毒散加减
处方	苇茎 10g、薏苡仁 10g、桃仁 10g、冬瓜仁 30g、黄芩 10g、黄连 10g、黄柏 10g、栀子 10g、桔梗 10g、甘草 10g。 5 剂，水煎服，日 1 剂
方解	前方重在化痰清热，通瘀散结消痈；后方则以降火解毒，清肺消痈见长。苇茎、冬瓜仁、薏苡仁——清肺泄浊排脓；桃仁——通瘀散结；黄芩、黄连、黄柏、栀子——泻火解毒；桔梗、甘草——宣肺排脓

方歌 ▶ **千金苇茎汤**　苇茎花瓣苡桃仁，清肺化痰逐瘀能；
热毒痰瘀致肺痈，脓成未成均胜任

03 溃脓之期舌红暗

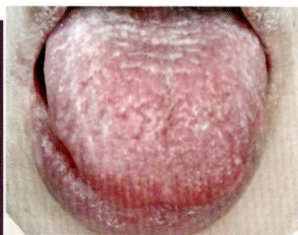

主症 陡然痰量增多，咯吐大量脓血，或如米粥，腥臭异常，有时咯血。

上焦
1. 心烦、心悸——舌尖红暗，热扰心神；
2. 失眠——舌尖红，热扰神明；
3. 口干、咽干、鼻干——肺热津伤；

中焦
4. 胃灼热——舌中为脾胃，热灼津伤而有裂纹；
5. 口臭——胃火旺；

下焦
6. 溲黄——舌质红，热邪下注膀胱。

证机概要	热壅血瘀，血败肉腐，痈肿内溃，脓液外泄
治法	排脓解毒
方药	加味桔梗汤加减
处方	桔梗 10g、薏苡仁 30g、贝母 6g、金银花 20g、橘红 10g、甘草 10g、金荞麦 10g、鱼腥草 30g、败酱草 20g、芦根 40g、葶苈子 20g、白及 10g。 7 剂，水煎服，日 1 剂
方解	本方清肺化痰，排脓泄壅，用于咳嗽气急，胸部闷痛，痰吐脓浊腥臭者。 桔梗——宣肺祛痰，排脓散结；薏苡仁、贝母、橘红——化痰散结排脓；金银花、甘草、鱼腥草、金荞麦根、败酱草、芦根——清热解毒；葶苈子——泻肺祛壅；白及——祛腐生肌，消痈止血

方歌 ▶ **加味桔梗汤**　加味桔梗重桔梗，苡仁贝母及橘红。
银花甘草葶苈子，清肺化痰排脓痈

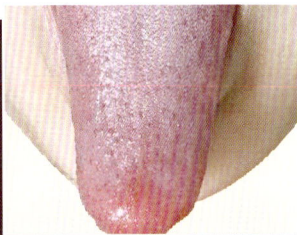

04 恢复之期舌易红

主症 身热渐退，咳嗽减轻，咯吐脓血渐少，臭味也淡，痰液转为清稀。

上焦 ❶ 心烦——舌尖红，热扰心神；

❷ 失眠——舌尖红，火扰神明；

❸ 手心热——手厥阴心包经、手少阴心经均到手，心火旺所致；

❹ 口干、咽干、鼻干——肺热津伤；

中焦 ❺ 胃易胀易饥饿——舌红，胃阴不足；

下焦 ❻ 溲黄——舌质红，热邪下注膀胱。

证机概要	邪毒渐去，肺体损伤，阴伤气耗，或为邪恋正虚
治法	清养补肺（益气养阴，兼清余邪）
方药	沙参清肺汤加减
处方	北沙参 20g、白及 10g、生黄芪 10g、太子参 10g、桔梗 10g、甘草 10g、薏苡仁 30g、冬瓜子 20g、合欢皮 10g。 7 剂，水煎服，日 1 剂
方解	本方益气养阴，清肺化痰，为肺痈恢复期调治之良方。 北沙参、白及——养阴补肺；生黄芪、太子参——益气生肌；桔梗、甘草、薏苡仁、冬瓜子、合欢皮——化痰泄浊，排脓消痈

方歌 *沙参清肺汤* 沙参清肺用沙参，白及黄芪太子参；
合欢甘草冬瓜子，化痰养阴桔苡仁

平喘固本汤	平喘固本五味参，冬虫夏草酌坎脐； 核桃沉香灵磁石，款冬半夏合橘红
射干麻黄汤	射干麻黄亦治水，不在发表在宣肺； 姜枣细辛款冬花，紫菀半夏加五味
定喘汤	定喘白果与麻黄，款冬半夏白皮桑； 苏子黄芩甘草杏，宣肺平喘效力彰
越婢加半夏汤	越脾加夏金匮方，麻黄石膏配生姜； 半夏甘草大枣和，痰热郁肺表邪伤
小青龙汤	解表蠲饮小青龙，麻桂姜辛夏草从， 芍药五味敛气阴，表寒内饮最有功
厚朴麻黄汤	厚朴五麻四升麦，杏仁夏味半升量； 二两姜辛膏蛋大，脉浮咳喘此方当
三子养亲汤	三子养亲祛痰方，芥苏莱菔共煎汤； 大便实硬加熟蜜，冬寒更可加生姜
六君子汤加减	四君子汤中和义，参术茯苓甘草比。 益以夏陈名六君，健脾化痰又理气
金水六君煎	金水六君用二陈，熟地当归六药成； 补肾养肺化痰湿，久咳痰嗽效验神
金匮肾气丸	金匮肾气治肾虚，熟地淮药及山茱； 丹皮苓泽加附桂，引火归原热下趋
五磨饮子	四磨饮治七情侵，党参乌药沉香槟； 去参加入木香枳，五磨理气力非轻

方歌

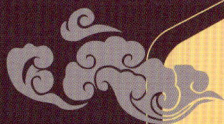

第叁章

心系病证

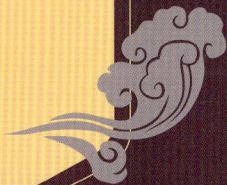

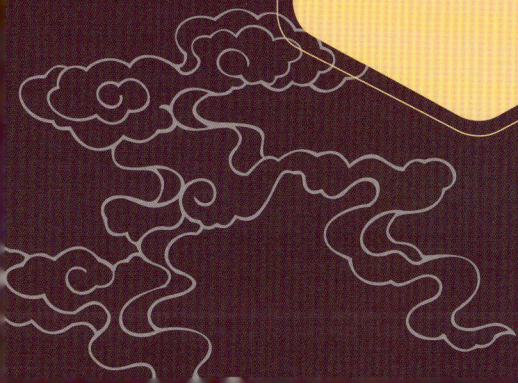

第一节　心悸

病人自觉心中悸动，惊惕不安，甚则不能自主的一种病证，临床一般多呈反复发作性，每因情志波动或劳累而发作，且常伴胸闷、气短、失眠、健忘、眩晕、耳鸣等症。

病情较轻者——惊悸；病情较重者——怔忡，可呈持续性。

01 心阳不振——舌淡胖

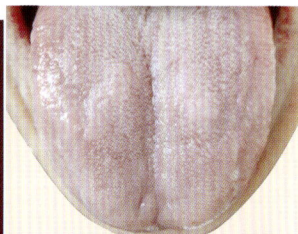

主症 心悸不安，形寒肢冷。

上焦
❶ 胸闷气短——舌尖为心肺，心阳不足；
❷ 慢性咽炎——舌尖中部为咽喉，慢性咽炎多见舌尖中部凹陷；

中焦
❸ 胃胀、纳差——舌中凹陷为脾胃虚弱；
❹ 乏力、易疲劳——舌两边胖大，肝脾两虚，肝主筋，脾主肉，故有此症状；

下焦
❺ 腰膝酸软、下肢冷——舌根凹陷，为肾阳不足。

证机概要	心阳虚衰，无以温养心神
治法	温补心阳，安神定悸
方药	桂枝甘草龙骨牡蛎汤合参附汤加减
处方	桂枝10g、党参10g、黄芪10g、附子（先煎）10g、麦冬10g、枸杞子10g、炙甘草10g、龙骨（先煎）30g、牡蛎（先煎）30g。 7剂，水煎服，日1剂
方解	前方温补心阳，安神定悸。适用于心悸不安、自汗盗汗等症；后方益心气，温心阳，适用于心悸气短、形寒肢冷等症。桂枝、附子——温补心阳；党参、黄芪——益气助阳；麦冬、枸杞子——滋阴（阳得阴助则生化无穷）；炙甘草——益气养心；龙骨、牡蛎——重镇安神定悸

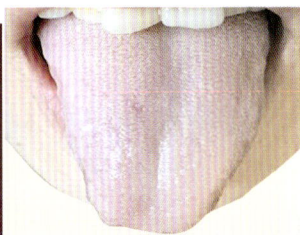

02 心血不足——舌为淡

主症 心悸，气短。

上焦 ❶ 胸闷气短——舌尖为心肺所属，凹陷为虚；
❷ 慢性咽炎——舌尖中部为咽喉，慢性咽炎多见舌尖中部凹陷；
中焦 ❸ 胃胀，消化不良——舌中部为脾胃，凹陷则虚；
下焦 ❹ 腰膝酸软，下肢冷——舌根凹陷，为肾阳不足。

证机概要	心血亏耗，心失所养，心神不宁
治法	补血养心，益气安神
方药	归脾汤加减
处方	党参 10g、黄芪 10g、白术 10g、炙甘草 10g、五味子 10g、当归 10g、龙眼肉 10g、熟地黄 10g、麦冬 10g、茯神 10g、远志 10g、酸枣仁 10g、柏子仁 10g、生龙牡（各，先煎）30g、紫石英（先煎）10g、木香 10g。7 剂，水煎服，日 1 剂
方解	本方益气补血，健脾养心，重在益气，意在生血，适用于心悸怔忡，健忘失眠，头晕目眩之证。 党参、黄芪、白术、炙甘草、五味子——益气健脾；当归、龙眼肉、熟地黄、麦冬——滋阴养血；茯神、远志、酸枣仁、柏子仁、生龙牡、紫石英——宁心安神；木香——理气醒脾，使补而不滞

方歌 ▶ 归脾汤

归脾汤中参术芪，归草茯神远志齐；
酸枣木香龙眼肉，煎加姜枣益心脾

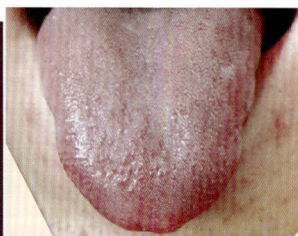

03 阴虚火旺——舌少苔

主症 心悸、心烦、失眠。

上焦
❶ 心烦心悸——舌尖红，热扰心神；
❷ 失眠——舌尖红，火扰神明；
❸ 手心热——手厥阴心包经、手少阴心经均到手，心火旺所致；

中焦
❹ 胃胀——舌中略凹陷，脾胃虚弱；

下焦
❺ 腰膝酸软——舌根略凹陷，舌淡红，为肾阴亏虚。

证机概要	肝肾阴虚，水不济火，心火内动，扰动心神
治法	滋阴降火，养心安神
方药	天王补心丹合朱砂安神丸加减
处方	生地黄10g、玄参10g、天冬10g、麦冬10g、当归10g、丹参10g、党参10g、茯苓10g、柏子仁10g、炒酸枣仁10g、远志10g、五味子10g、桔梗10g、黄连10g、朱砂（冲服）1g。 7剂，水煎服，日1剂
方解	前方滋阴养血，补心安神，适用于阴虚血少，心悸不安，虚烦神疲，手足心热之证；后方清心降火，重镇安神，适用于阴血不足，虚火亢盛，惊悸怔忡，心烦神乱，失眠多梦等症。 **天王补心丹**：生地黄、玄参、天冬、麦冬——滋阴清热；当归、丹参——补血养心；党参、茯苓——益气补血；朱砂、柏子仁、炒酸枣仁、远志——安神定志；五味子——敛心气；桔梗——载药上浮。 **朱砂安神丸**：朱砂——重镇安神，清心；黄连——清心火，除烦热；当归、生地黄——补血养阴

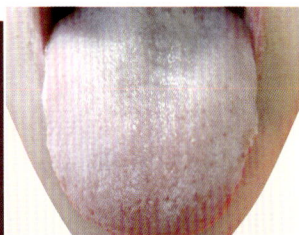

04 心虚胆怯——舌质胖

主症 心悸，善惊害怕。

上焦 ❶ 头晕晕乎乎——舌胖，湿浊蒙窍；
❷ 胸闷、气短——气血亏虚及湿浊在胸，胸阳不振；

中焦 ❸ 胃胀、纳差——舌中部苔白为脾胃虚弱；
❹ 乏力，易疲劳——舌两边齿痕，肝脾两虚，肝主筋，脾主肉，故有此症状；

下焦 ❺ 腰膝酸软，下肢冷——舌根胖大，脾肾阳虚所致。

证机概要	气血亏损，心虚胆怯，心神失养，神摇不安
治法	镇惊定志，养心安神
方药	安神定志丹加减
处方	党参10g、茯苓10g、山药10g、石菖蒲10g、远志10g、茯神10g、黄芪10g、酸枣仁10g、白术10g、天冬10g、柏子仁10g、生地黄10g、熟地黄10g、肉桂5g、琥珀粉（冲服）10g、五味子10g、龙齿（先煎）30g、磁石（先煎）30g。 7剂，水煎服，日1剂
方解	本方益气养心，镇惊安神，用于心悸不宁、善惊易恐、少寐多梦、食少、纳呆者。 党参、茯苓、山药、白术、黄芪（党参、太子参）——益气养心；远志、石菖蒲、茯神、酸枣仁、柏子仁——安神定志；龙齿、磁石、琥珀粉——重镇安神；天冬、生地黄、熟地黄——滋阴养血；五味子——收敛心气；肉桂——（少许）鼓舞气血生长

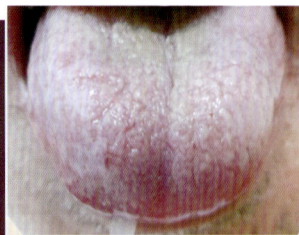

05 水饮凌心——舌胖大

主症 心悸，眩晕，胸闷痞满。

上焦
❶ 头晕晕乎乎——舌尖凹陷为头、心、肺气血亏虚，阳气不足；
❷ 胸闷、气短——心阳不足而舌尖部胖大；

中焦
❸ 胃胀——舌中部黄腻苔，为水湿碍胃；
❹ 流涎——大胖舌多有此证，越胖越能准确诊断；
❺ 乏力、易疲劳——舌两边胖大，肝脾两虚，肝主筋，脾主肉，故有此症状；

下焦
❻ 腰膝酸软、下肢冷——舌根凹陷，为肾阳不足；
❼ 腰椎不好——舌根凹陷也反映腰椎有问题。

证机概要	脾肾阳虚，水饮内停，上凌于心，扰乱心神
治法	振奋心阳，化气行水，宁心安神
方药	苓桂术甘汤加减
处方	茯苓 40g、猪苓 10g、泽泻 20g、车前子（包煎）10g、桂枝 10g、党参 10g、白术 20g、炙甘草 10g、黄芪 10g、远志 10g、茯神 10g、酸枣仁 40g。 7 剂，水煎服，日 1 剂
方解	本方通阳利水，适用于痰饮为患，胸胁支满，心悸目眩等症。 茯苓、猪苓、泽泻、车前子——淡渗利水；桂枝、炙甘草——通阳化气；党参、白术、黄芪——健脾益气助阳；远志、茯神、酸枣仁——养心安神

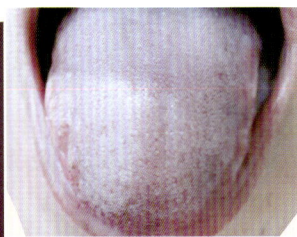

06 瘀阻心脉——舌尖瘀

主症 胸痛，痛如针刺。

上焦
❶ 胸痛、胸闷、心悸——舌尖紫暗，瘀阻心络；
❷ 失眠——多梦见棺材、死人；

中焦
❸ 胃胀、纳差——舌中部苔白为脾胃虚弱；
❹ 乏力，易疲劳——舌两边齿痕，肝脾两虚，肝主筋，脾主肉，故有此症状；

下焦
❺ 腰膝酸软，下肢冷——舌根略有凹陷，并不是很明显，但也多有此症状，为肾阳不足。

证机概要	血瘀气滞，心脉瘀阻，心阳被遏，心失所养
治法	活血化瘀，理气通络
方药	桃仁红花煎合桂枝甘草龙骨牡蛎汤加减
处方	桃仁 10g、红花 10g、丹参 10g、赤芍 10g、川芎 10g、香附 10g、青皮 10g、延胡索 10g、当归 10g、生地黄 10g、桂枝 10g、炙甘草 10g、龙骨（先煎）30g、牡蛎（先煎）30g。 7 剂，水煎服，日 1 剂
方解	前方养血活血，理气通脉止痛，适用于心悸伴阵发性心痛，胸闷不舒，舌质紫黯等症；后方温通心阳，镇心安神，用于胸闷不舒、少寐多梦等症。 **桃仁红花煎**：桃仁、红花、丹参、赤芍、川芎——活血化瘀；香附、延胡索、青皮——行气和血，通脉止痛；当归、生地黄——养血滋阴。 **桂枝甘草龙骨牡蛎汤**：桂枝、甘草——以通心阳；龙骨、牡蛎——重镇安神

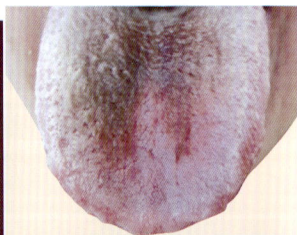

07 痰火扰心——舌苔腻

主症 心悸。

上焦
❶ 心烦心悸——舌尖红，热扰心神；
❷ 失眠——舌尖红，火扰神明；
❸ 手心热——手厥阴心包经、手少阴心经均到手，心火旺所致；
❹ 胸闷气短——苔黄黑腻为痰浊阻滞气机；

中焦
❺ 胃胀——舌中部黄黑腻为痰浊阻滞气机升降；
❻ 反酸、口臭——苔腻加中部质红，为痰浊＋胃火旺，食物多不全化而在胃中腐熟；
❼ 胁胀——舌两边黄黑苔，亦为痰浊阻滞胸胁，气机不畅；

下焦
❽ 腰酸困重——痰浊下趋腰府，腰府多有重坠感。

证机概要	痰浊停聚，郁久化火，痰火扰心，心神不安
治法	清热化痰，宁心安神
方药	黄连温胆汤加减
处方	黄连 10g、栀子 10g、半夏 10g、橘皮 10g、生姜 10g、竹茹 10g、胆南星 10g、全瓜蒌 10g、贝母 10g、枳实 10g、甘草 10g、远志 10g、石菖蒲 10g、酸枣仁 10g、生龙牡（各，先煎）30g、珍珠母（先煎）30g、石决明（先煎）30g。 7 剂，水煎服，日 1 剂
方解	本方清心降火，化痰安中，用于痰热内扰，心悸时作，胸闷烦躁，尿赤便秘，失眠多梦等症。 黄连、栀子——苦寒泻火、清心除烦；半夏——辛温，和胃降逆，燥湿化痰；橘皮——理气和胃，化湿除痰；生姜——祛痰和胃；竹茹、胆南星、全瓜蒌、贝母——涤痰开郁，清热化痰；枳实——下气行痰；甘草——和中；远志、石菖蒲、酸枣仁、生龙牡、珍珠母、石决明——宁心安神

第二节　胸痹

胸痹是指以胸部闷痛，甚则胸痛彻背，喘息不得卧为主症的一种疾病，轻者仅感胸闷如窒，呼吸欠畅，重者则有胸痛，严重者心痛彻背，背痛彻心。

01 气滞心胸——舌质红

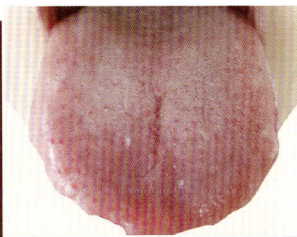

主症 心烦。

上焦 ❶ 心烦心悸——舌尖红，热扰心神；
❷ 失眠——舌尖红，火扰神明；
❸ 手心热——手厥阴心包经、手少阴心经均到手，心火旺所致；

中焦 ❹ 胃灼热——舌中为脾胃，热灼津伤而有裂纹；
❺ 口臭——胃火旺；

下焦 ❻ 腰酸——舌胖略有齿痕，说明体内有湿浊，湿浊下注于腰部。

证机概要	肝失疏泄，气机郁滞，心脉不和
治法	疏肝理气，活血通络
方药	柴胡疏肝散加减
处方	柴胡 10g、枳壳 30g、香附 10g、陈皮 10g、川芎 10g、赤芍 20g。 7 剂，水煎服，日 1 剂
方解	本方疏肝理气，适用于肝气郁滞、气滞上焦、胸阳失展、血脉失和之胸胁疼痛等。 柴胡、枳壳——疏肝理气；香附、陈皮——理气解郁；川芎、赤芍——活血通脉

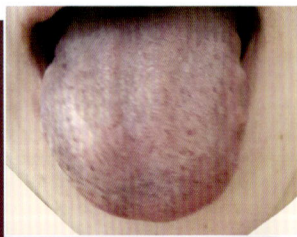

02 心血瘀阻——舌瘀暗

主症 胸痛，痛有定处。

上焦
❶ 胸痛胸闷——舌尖瘀暗，心血瘀阻所致；
❷ 失眠——多梦见棺材、死人；
❸ 健忘——舌尖、舌边均为血瘀，说明心血、肝血瘀阻，要不还有头痛，为瘀阻清窍，但健忘多有，为血不养脑；

中焦
❹ 胃胀、纳差——舌中质胖为脾胃虚弱；
❺ 胁胀——舌两边瘀暗，为气机不畅，络脉不和；

下焦
❻ 腰膝酸软、下肢冷——舌根略质胖，为肾阳不足。

证机概要	血行淤滞，胸阳痹阻，心脉不畅
治法	活血化瘀，通脉止痛
方药	血府逐瘀汤加减
处方	川芎10g、桃仁10g、红花10g、赤芍10g、柴胡10g、桔梗10g、枳壳10g、牛膝10g、当归10g、生地黄10g、郁金10g、降香（冲服）1g。 7剂，水煎服，日1剂
方解	本方祛瘀通脉，行气止痛，用于胸中瘀阻，血行不畅，心胸疼痛，痛有定处，胸闷心悸之胸痹。 川芎、桃仁、红花、赤芍——活血化瘀；柴胡、桔梗、枳壳、牛膝——调畅气机，行气活血；当归、生地黄——滋阴养血［生地黄可"逐血痹"（《本经》），凉血消瘀（《本草求真》）］；降香、郁金——理气止痛

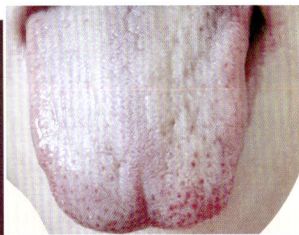

03 痰浊闭阻——苔为腻

主症 胸闷。

上焦 ❶ 胸闷气短——舌尖为心肺所属，凹陷为虚，胸阳不振，气血亏虚；
❷ 慢性咽炎——舌尖中部凹陷，多为慢性咽炎；
中焦 ❸ 胃胀——舌中部苔黄腻为脾胃湿浊，阻滞气机升降；
下焦 ❹ 腰膝酸软——舌根略有裂纹，略有腻苔，为痰浊阻滞。

证机概要	痰浊盘踞，胸阳失展，气机痹阻，脉络阻滞
治法	通阳泄浊，豁痰宣痹
方药	瓜蒌薤白半夏汤合涤痰汤加减
处方	瓜蒌 20g、薤白 10g、半夏 10g、胆南星 6g、竹茹 10g、党参 10g、茯苓 20g、甘草 10g、石菖蒲 10g、陈皮 10g、枳实 30g。 7 剂，水煎服，日 1 剂
方解	两方均能温通豁痰。前方偏于通阳行气，用于痰阻气滞、胸阳痹阻者；后方偏于健脾益气，豁痰开窍，用于脾虚失运、痰阻心窍者。 瓜蒌、薤白——化痰通阳，行气止痛；半夏、胆南星、竹茹——清化痰热；党参、茯苓、甘草——健脾益气；石菖蒲、陈皮、枳实——理气宽胸

方歌 ▶ **瓜蒌薤白半夏汤**　瓜蒌薤白半夏汤，祛痰宽胸效显彰；
三味再加酒同煎，宽胸散结又通阳

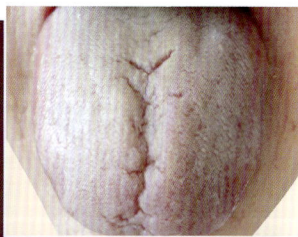

04 寒凝心脉——舌淡胖

主症 胸痛。

上焦
❶ 头晕晕乎乎——舌胖，气血不达清窍；
❷ 胸闷气短——气血亏虚，寒邪闭阻胸阳及心脉；
❸ 慢性咽炎——舌尖中部凹陷，多为慢性咽炎；
❹ 胃胀、纳差——舌中部苔白凹陷为脾胃虚弱；

中焦
❺ 乏力，易疲劳——舌两边齿痕，肝脾两虚，肝主筋，脾主肉，故有此症状；

下焦
❻ 腰酸坠胀——舌根凹陷，苔白略腻，为痰浊困腰府。

证机概要	素体阳虚，阴寒凝滞，气血痹阻，心阳不振
治法	辛温散寒，宣通心阳
方药	枳实薤白桂枝汤合当归四逆汤加减
处方	桂枝 10g、细辛 3g、瓜蒌 20g、薤白 20g、当归 10g、芍药 10g、甘草 10g、枳实 10g、厚朴 10g、大枣 10g。 7 剂，水煎服，日 1 剂
方解	两方均能辛温散寒，助阳通脉。前方——重在通阳理气，用于胸痹阴寒证，见心中痞满，胸闷气短者；后方——温经散寒为主，用于血虚寒厥证，见胸痛如绞，手足不温，冷汗自出，脉沉细者。 桂枝、细辛——温散寒邪，通阳止痛；瓜蒌、薤白——化痰通阳，行气止痛；当归、芍药、甘草——养血活血；枳实、厚朴——理气通脉；大枣——健脾和营

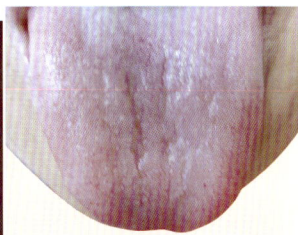

05 气阴两虚——舌红嫩

主症 心胸隐痛，伴倦怠乏力，声低气微。

上焦 ❶ 心悸——舌尖红嫩，阴血不足，心神失养；
　　　 ❷ 失眠——阴血不足，血不养神；
中焦 ❸ 吃饭不香或胀或饿——舌中部凹陷有裂纹，为脾胃阴亏火旺；
下焦 ❹ 腰酸——舌根略有白腻苔，湿阻下焦。

证机概要	心气不足，阴血亏耗，血行瘀滞
治法	益气养阴，活血通脉
方药	生脉散合党参养荣汤加减
处方	党参10g、黄芪10g、肉桂10g、炙甘草10g、麦冬10g、玉竹10g、丹参10g、当归10g。 7剂，水煎服，日1剂
方解	两者均能补益心气。生脉散——长于益心气，敛心阴，适用于心气不足，心阴亏耗者；党参养荣汤——补气益血，安神宁心，适用于胸闷气短，头昏神疲等。 党参、黄芪、炙甘草——大补元气，通经利脉；肉桂——温通心阳；麦冬、玉竹——滋养心阴；五味子——收敛心气；丹参、当归——养血活血

方歌 ▶ **生脉散** 生脉麦味与党参，保肺生津又提神；
　　　　　　　　　气少汗多兼口渴，病危脉绝急煎斟

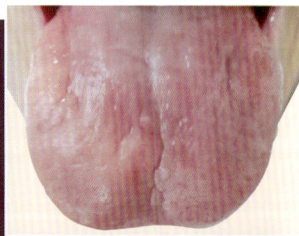

06 心肾阴虚——舌无苔

主症 心烦、失眠。

上焦 ❶ 心悸——舌尖红嫩，阴血不足，心神失养；
❷ 失眠——阴血不足，血不养神；
❸ 慢性咽炎——舌尖中部凹陷，多为慢性咽炎；

中焦 ❹ 吃饭不香或胀或饿——舌中部略有裂纹，为脾胃阴亏火旺；
❺ 或有胃隐痛——胃阴亏虚，有人平常情绪一旦波动大或者少许辣子就会隐痛，还是要看上火舌红的程度；

下焦 ❻ 腰酸——舌根红，肾阴亏虚。

证机概要	水不济火，虚热内扰，心失所养，心脉不畅
治法	滋阴清火，养心和络
方药	天王补心丹合炙甘草汤加减
处方	生地黄 10g、玄参 10g、天冬 10g、麦冬 10g、党参 10g、炙甘草 10g、茯苓 10g、柏子仁 10g、酸枣仁 10g、五味子 10g、远志 10g、丹参 10g、当归 10g、桔梗 10g、麻子仁 10g、阿胶（烊化）10g、朱砂（冲服）1g、大枣 10g。 7 剂，水煎服，日 1 剂
方解	两方均为滋阴养心之剂。前方养心安神为主，治疗心肾两虚，阴虚血少；后方以养阴复脉见长，主要用于气阴两伤，心动悸，脉结代之症。 **天王补心丹：**生地黄、玄参、天冬、麦冬——滋水养阴清热；党参、炙甘草、茯苓——补益心气，寓从阳引阴之意；柏子仁、酸枣仁、五味子、远志——养心安神，化阴敛汗；丹参、当归身——养心活血而通心脉；桔梗、朱砂——引药入经。 **炙甘草汤：**炙甘草——甘温补中益气，缓急养心；党参——益气健脾；地黄、阿胶、麦冬、麻子仁、大枣——滋阴补血

07 心肾阳虚——舌质淡

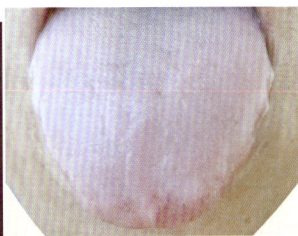

主症 心悸、胸闷、气短。

上焦 ❶ 胸闷气短——舌体及舌尖胖大，为气血亏虚，心阳不振；

中焦 ❷ 胃胀、纳差，胃怕冷——舌中部胖大为脾胃阳虚；

下焦 ❸ 腰膝酸软，下肢冷——舌根胖大，为肾阳不足。

证机概要	阳气虚衰，胸阳不振，气机痹阻，血行淤滞
治法	温补阳气，振奋心阳
方药	参附汤合右归饮加减
处方	党参10g、附子（先煎）10g、肉桂10g、炙甘草10g、熟地黄20g、山茱萸20g、仙灵脾10g、补骨脂10g。7剂，水煎服，日1剂
方解	两方均能补益阳气。参附汤——大补元气，温补心阳；右归饮——温肾助阳，补益精气。党参——大补元气；附子——温补真阳；肉桂——振奋心阳；炙甘草——益气复脉；熟地黄、山茱萸、仙灵脾、补骨脂——温养肾气

方歌 ▶ 方名便是方。肾气丸去三泻（茯苓、泽泻、牡丹皮）加杜仲、枸杞子、甘草

附　真心痛

真心通是胸痹进一步发展的严重病证，其特点为剧烈而持久的胸骨后疼痛，伴心悸、水肿、肢冷、喘促、汗出、面色苍白等症状，甚至危及生命。

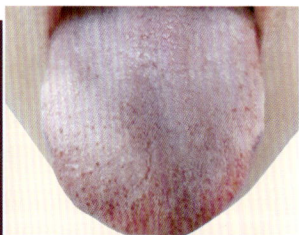

01　气虚血瘀——舌瘀点

主症　心胸刺痛，胸部闷滞。

上焦 ❶ 胸痛、胸闷——舌尖紫暗，瘀阻心络；舌胖大还说明心阳、脾阳、肾阳均不足；

中焦 ❷ 胃胀、纳差——舌中凹陷质胖为脾胃虚弱；

下焦 ❸ 腰膝酸软，下肢冷——舌根胖大，为肾阳不足。

治法	益气活血，通脉止痛
方药	保元汤合血府逐瘀汤加减
处方	党参10g、黄芪10g、桃仁10g、红花10g、川芎20g、丹参40g、赤芍30g、当归20g、柴胡10g、枳壳10g、桔梗10g、甘草10g。 7剂，水煎服，日1剂
方解	党参、黄芪——补益心气；桃仁、红花、川芎、失笑散——活血化瘀；丹参、赤芍、当归——养血活血；柴胡、枳壳、桔梗——行气豁痰宽胸；甘草——调和药物

方歌 ▶ 保元汤　保元补益总偏温，桂草参芪四味存；男妇虚劳幼科痘，持纲三气妙难言

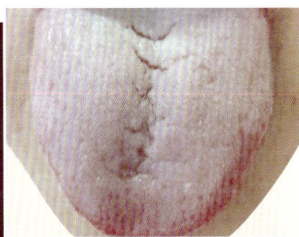

02 寒凝心脉——舌质淡

主症 胸闷、气短。

上焦 ❶ 胸闷、气短——舌体及舌尖胖大，为气血亏虚，心阳不振；

中焦 ❷ 胃胀、纳差——舌中凹陷且略有腻苔为脾胃虚弱，中阳不足；

下焦 ❸ 腰膝酸软，坠沉感——舌根略有腻苔，为痰浊阻滞。

证机概要	寒凝心脉，心阳不足
治法	温补心阳，散寒通脉
方药	当归四逆汤加味
处方	当归 10g、芍药 20g、桂枝 10g、附子（先煎）10g、细辛 3g、党参 10g、甘草 10g、通草 10g、三七 10g、丹参 10g。 7 剂，水煎服，日 1 剂。
方解	当归——活血补血；芍药——养血和营；桂枝、附子——温经散寒；细辛——散寒除痹止痛；党参、甘草——益气健脾；通草、三七、丹参——通行血脉

方歌

当归四逆汤 当归四逆用桂芍，细辛通草甘大枣；养血温经通脉剂，血虚寒厥服之效

四逆汤 四逆汤中附草姜，四肢厥逆急煎尝；脉微吐利阴寒盛，救逆回阳赖此方

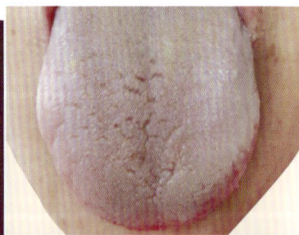

03 正虚阳脱——质淡舌

主症 心胸憋闷。

上焦 ❶ 胸闷气短——舌尖为心肺所属，凹陷为虚；舌胖为心、脾、肾阳气不足；

中焦 ❷ 胃胀、纳差——舌中质胖为脾胃虚弱；

下焦 ❸ 腰膝酸软，困重——舌根略有腻苔，为痰浊阻滞。

证机概要	阳虚不固
治法	回阳救逆，益气固脱
方药	四逆加党参汤加减；阴竭阳亡合生脉散
处方	红参6g、附子（先煎）10g、肉桂10g、山茱萸10g、龙骨（先煎）30g、牡蛎（先煎）30g、玉竹10g、炙甘草10g。 7剂，水煎服，日1剂
方解	红参——大补元气；附子、肉桂——温阳；山茱萸、龙骨、牡蛎——固脱；玉竹、炙甘草——养阴益气

第三节　不寐

　　不寐是以经常不能获得正常睡眠为特征的一类病证，主要表现为睡眠时间、深度的不足，轻者入睡困难，或寐而不酣，时寐时醒，或醒后不能再寐；重者彻夜不寐。

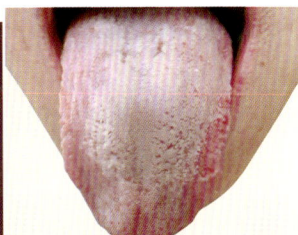

01 肝火扰心——舌边红

主症 不寐，多梦。

上焦 ❶ 失眠——舌尖略有凹陷，舌两边红，肝火上扰心神；
❷ 眼干、目涩——舌两边红为肝胆火盛；
中焦 ❸ 胁胀满——舌两边红为肝胆火盛；
下焦 ❹ 腰膝酸软——舌根剥脱苔，肾气不足。

证机概要	肝郁化火，上扰心神
治法	疏肝泻火，镇心安神
方药	龙胆泻肝汤加减
处方	龙胆草10g、黄芩10g、栀子10g、通草10g、泽泻10g、柴胡10g、生地黄10g、车前子（包煎）10g、当归10g、甘草10g、生龙骨（先煎）30g、生牡蛎（先煎）30g、磁石（先煎）30g、茯神10g。 7剂，水煎服，日1剂
方解	本方泻肝胆实火，清肝胆湿热，适用于肝郁化火上炎所致的不寐多梦，头晕头胀，目赤耳鸣，口干便秘之症。龙胆草、黄芩、栀子——清肝泻火；木通、泽泻、车前子——清利湿热；柴胡——疏肝解郁，条达肝气；生地黄、当归——滋阴养血；甘草——和中；加生龙骨、生牡蛎、磁石、朱茯神——镇心安神

方歌 ▶ **龙胆泻肝汤**　龙胆泻肝栀芩柴，生地车前泽泻开；
木通甘草当归同，肝经湿热力能排

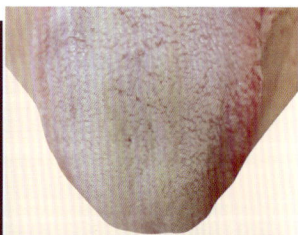

02 痰热内扰——苔黄腻

主症 心烦不寐，胸闷脘痞。

上焦 ❶ 心烦不寐，胸闷脘痞——舌尖黄腻苔，为痰热滞胸，痰热扰心；

❷ 头晕晕乎乎——舌质胖，且舌尖黄腻苔，为湿浊蒙窍；

中焦 ❸ 嗳气，厌食吞酸——舌中部为脾胃，黄腻苔为痰食中阻，气机不畅，胃失和降；

下焦 ❹ 腰膝酸软——舌根略有腻苔，为痰浊阻滞。

证机概要	湿食生痰，郁痰生热，扰动心神
治法	清化痰热，和中安神
方药	黄连温胆汤加减
处方	半夏 10g、陈皮 10g、茯苓 10g、枳实 10g、黄连 10g、竹茹 10g、栀子 10g、瓜蒌 10g、胆南星 10g、贝母 10g、龙齿（先煎）30g、珍珠母（先煎）30g、磁石（先煎）30g、琥珀粉（冲服）1g、朱砂（冲服）1g。7 剂，水煎服，日 1 剂
方解	本方清心降火，化痰安中，适用于痰热扰心，见虚烦不宁、不寐多梦等症。半夏、陈皮、茯苓、枳实——健脾化痰，理气和胃；黄连、竹茹、栀子、瓜蒌、胆南星、贝母——清心降火化痰；龙齿、珍珠母、磁石、琥珀粉、朱砂——镇惊安神

方歌 ▶ **黄连温胆汤**　温胆汤中苓半草，枳竹陈皮加姜枣；虚烦不眠证多端，此系胆虚痰热扰

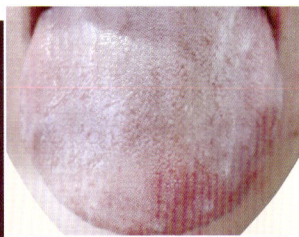

03 心胆气虚——舌胖大

主症 虚烦不寐，多梦易醒，触事易惊。

上焦 ❶ 胸闷、气短——舌尖为心肺所属，舌胖为心脾两虚，心气不足；

中焦 ❷ 胃胀、纳差——舌中质胖为脾胃虚弱；

❸ 乏力、易疲劳——舌两边齿痕，肝脾两虚，肝主筋，脾主肉，故有此症状；

下焦 ❹ 腰膝酸软——舌胖，兼有脾肾阳虚，肾阳不足。

证机概要	心胆虚怯，心神失养，神魂不安
治法	益气镇惊，安神定志
方药	安神定志丸合酸枣仁汤加减
处方	党参 10g、甘草 10g、茯神 20g、龙齿（先煎）30g、茯苓 20g、远志 20g、酸枣仁 30g、石菖蒲 20g、知母 10g、川芎 20g。 7 剂，水煎服，日 1 剂
方解	前方重于镇惊安神，用于心烦不宁，气短自汗，倦怠乏力之症；后方偏于养血清热除烦，用于虚烦不寐，终日惕惕，触事易惊之症。 党参、甘草——益心胆之气；茯神、远志、茯苓——化痰宁心；龙齿、石菖蒲——镇惊开窍宁神；酸枣仁——养肝、安神、宁心；知母——泻热除烦；川芎——调血安神

方歌 ▶ **安神定志丸**　安神定志朱龙齿，党参二茯远菖蒲；
服药蜜调能益气，心虚痰扰皆能除

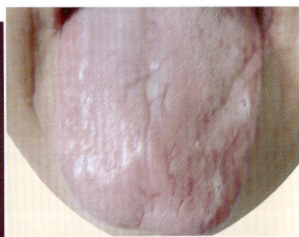

04 心肾不交——舌少苔

主症 心烦、心悸、多梦。

上焦 ❶ 心烦、心悸、多梦——舌质红无苔，为心肾不交，此
类病人多入睡困难，后半夜容易醒；

❷ 慢性咽炎——舌尖中部凹陷，多为慢性咽炎；

中焦 ❸ 吃饭不香，或胀或饿——舌中部略有裂纹，为脾胃阴
亏火旺；

❹ 或有胃隐痛——胃阴亏虚，有人平常情绪一旦波动大
或者少许辣子就会隐痛，还是要看上火舌红的程度；

下焦 ❺ 腰膝酸软，多震颤走路——舌根略有凹陷，质嫩，肾
阴不足。

证机概要	肾水亏虚，不能上济于心；心火炽盛，不能下交于肾
治法	滋阴降火，交通心肾
方药	六味地黄丸合交泰丸加减
处方	熟地黄 10g、山药 10g、茯苓 10g、山茱萸 10g、泽泻 10g、牡丹皮 10g、黄连 10g、肉桂 10g、朱砂（冲服）1g、磁石（先煎）30g、龙齿（先煎）30g。 7 剂，水煎服，日 1 剂
方解	前方以滋补肾阴为主，用于头晕耳鸣、腰膝酸软、潮热盗汗等肾阴不足证；后方清心泻火，引火归原，用于心烦不寐、梦遗失精等心火偏亢证。 熟地黄、山药、山茱萸——滋补肝肾，填精益髓；茯苓、泽泻、牡丹皮——健脾渗湿，清泻相火；黄连——清心降火；肉桂——引火归原；加朱砂、磁石、龙齿以重镇安神

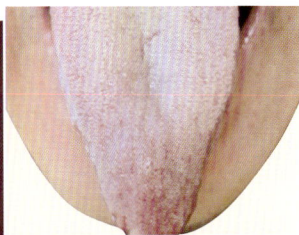

05 心脾两虚——舌质淡

主症 不易入睡，多梦易醒。

- **上焦** ❶ 失眠——舌尖齿痕，质淡，血不养心；
- **中焦** ❷ 胃胀、纳差——舌中凹陷为脾胃虚弱；
- **下焦** ❸ 腰膝酸软——舌根质胖中有凹陷，为肾阳不足。

证机概要	脾虚血亏，心神失养，神不守舍
治法	补益心脾，养血安神
方药	归脾汤加减
处方	党参 10g、白术 10g、甘草 10g、当归 10g、黄芪 10g、远志 10g、酸枣仁 30g、茯神 10g、龙眼肉 10g、木香 10g。 7 剂，水煎服，日 1 剂
方解	本方益气补血，健脾养心，适用于不寐健忘、心悸怔忡、面黄食少等心脾两虚证。 党参、白术、甘草——益气健脾；当归、黄芪——补气生血；远志、酸枣仁、茯神、龙眼肉——养心安神；木香——补而不滞

第四节　癫狂

癫狂为临床常见的精神失常疾病。

癫病——以精神抑郁，表情淡漠，沉默痴呆，语无伦次，静而多喜为特征。

狂病——以精神亢奋，狂躁不安，喧扰不宁，骂詈毁物，动而多怒为特征。

一、癫证

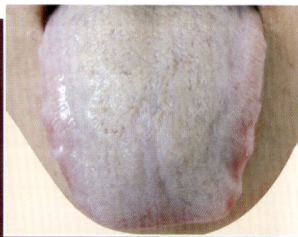

01 痰气郁结——苔白腻

主症 精神抑郁，表情淡漠，沉默痴呆，妄见妄闻。

上焦 ❶ 头晕晕乎乎，头沉如裹——舌胖，苔白腻，痰浊蒙窍；
❷ 胸闷气短——舌胖，苔白腻，痰浊蒙蔽胸阳；
❸ 健忘——痰浊蒙蔽清窍；
❹ 慢性咽炎——舌尖中部凹陷，多为慢性咽炎；

中焦 ❺ 嗳气，厌食吞酸——舌中部为脾胃，黄腻苔为痰食中阻，气机不畅，胃失和降；

下焦 ❻ 腰膝酸软——舌根黄腻苔，为痰浊阻滞。

证机概要	肝气郁滞，脾失健运，痰郁气结，蒙蔽神窍
治法	理气解郁，化痰醒神
方药	逍遥散合顺气导痰汤加减
处方	柴胡 10g、当归 10g、白芍 10g、薄荷（后下）10g、白术 10g、茯苓 20g、甘草 10g、胆南星 6g、竹茹 10g、枳实 10g、陈皮 10g、天竺黄 10g、木香 10g、香附 10g、郁金 10g、沉香（冲服）3g、姜半夏 10g、石菖蒲 10g、远志 10g。 7 剂，水煎服，日 1 剂
方解	前方以疏肝理气、解郁散结为主，用于肝郁脾虚证；后方涤痰开窍，用于痰浊蒙蔽心窍证。 **逍遥散：**柴胡、薄荷——疏肝解郁；当归、白芍——养血柔肝；白术、茯苓、甘草——益气健脾； **顺气导痰汤：**半夏、胆南星、竹茹、天竺黄——燥湿化痰；枳实、陈皮、木香、香附、沉香——理气化痰（气降痰也降）； 加石菖蒲、郁金、远志——解郁开窍醒神

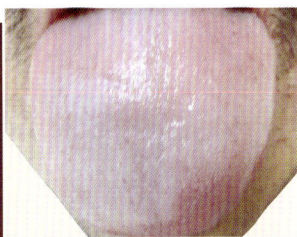

02 心脾两虚——舌质淡

主症 神思恍惚，魂梦颠倒，心悸易惊，善悲欲哭。

上焦 ❶ 心悸——舌质淡，心血亏虚；
　　　　❷ 失眠——血不养神；

中焦 ❸ 乏力，易疲劳——舌质淡，略胖大，心脾两虚，肌肉失于濡养；

下焦 ❹ 腰膝酸软——舌质淡，气血亏虚。

证机概要	癫证日久，脾失健运，生化乏源，气血俱衰，心神失养
治法	健脾益气，养心安神
方药	养心汤合越鞠丸加减
处方	党参 10g、黄芪 10g、茯苓 20g、甘草 10g、当归 10g、川芎 20g、茯神 20g、远志 10g、酸枣仁 30g、香附 10g、川芎 10g、柏子仁 10g、神曲 10g、苍术 10g、肉桂 5g、五味子 10g、栀子 10g。 7 剂，水煎服，日 1 剂
方解	前方——健脾养心安神为主，适用于心悸易惊，健忘失眠，饮食减少等心脾两虚证；后方——以行气解郁，条畅气机为主，适用于胸膈痞闷，饮食不消等，气、血、火、湿、食、痰六郁证。 党参、黄芪、茯苓、甘草——补益脾气；当归、川芎——养心血；茯神、远志、枣仁、柏子仁、酸枣仁、五味子——宁心安神；肉桂——引药入心（去掉半夏曲）；香附——理气开郁——气郁（血郁、湿郁）；川芎——行气活血——血郁（气郁）；苍术——燥湿健脾——湿郁（痰郁）；神曲——消食和胃——食郁；栀子——清热泻火——火郁

二、狂证

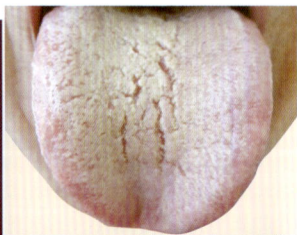

01 痰火扰神——舌苔黄

主症 头痛失眠，两目怒视，面红目赤。

上焦 ❶ 心烦、心悸——舌干燥，热扰心神；
❷ 失眠——苔黄腻，痰浊扰心，心神不宁；
❸ 咽干、嘴干、目涩——舌干燥，热灼津伤；

中焦 ❹ 反酸、口臭——舌两边红，舌中黄腻苔且有裂纹，为痰浊＋肝胆火旺，食物多不全化而在胃中腐熟所致；

下焦 ❺ 腰困重——舌根黄腻苔，为痰浊下注腰府；
❻ 溲黄——舌根黄腻苔，湿浊下注膀胱而溲黄。

证机概要	五志化火，痰随火升，痰热上扰清窍，神明昏乱
治法	清心泻火，涤痰醒神
方药	生铁落饮加减
处方	钩藤 10g、胆南星 10g、贝母 10g、生铁落（先煎）30g、茯苓 10g、竹茹 10g、石菖蒲 10g、珍珠母（先煎）30g、橘红 10g、远志 10g、生龙齿（先煎）30g、琥珀（冲服）1g、茯神 10g、天冬 10g、麦冬 10g、辰砂（冲服）1g、丹参 10g、玄参 10g、连翘 10g、龙胆草 10g、黄连 10g、黄芩 10g、大黄 10g。 7 剂，水煎服，日 1 剂
方解	本方清心泻火，涤痰醒神，适用于痰热上扰，窍蒙神昏之证。生铁落、珍珠母、生龙齿、琥珀——平肝重镇，降逆泻火；钩藤——平肝风，清心肝之热；胆南星、贝母、茯苓、橘红、鲜竹沥（茹）——清热涤痰；石菖蒲、远志、辰砂、茯神——祛痰开窍，宁心安神；天冬、麦冬、丹参、玄参——清心热，养心血，固心阴；连翘、黄芩、黄连、龙胆草、大黄——清心泻火

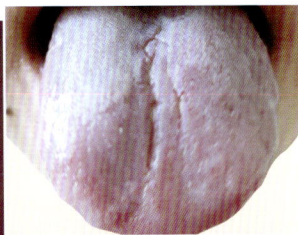

02 火盛伤阴——舌少苔

主症 癫狂日久，时作时止。

上焦 ❶ 心烦、心悸——舌尖红，热扰心神；

❷ 失眠——舌尖红，火扰神明；

❸ 手心热——手厥阴心包经、手少阴心经均到手，心火旺所致；

❹ 口干、咽干——舌尖红无苔，为心火旺；

中焦 ❺ 胃灼热——舌中为脾胃，热灼津伤而有裂纹；

❻ 口臭——胃火旺；

下焦 ❼ 腰椎不好——舌根凹陷反映腰椎有问题。

证机概要	心肝郁火，或阳明腑热久羁，耗津伤液，心肾失调，阴虚火旺，神明受扰
治法	育阴潜阳，交通心肾
方药	二阴煎合琥珀养心丹加减
处方	生地黄10g、玄参10g、麦冬10g、牛黄（冲服）1g、黄连10g、通草10g、竹叶10g、灯心草10g、当归10g、茯神10g、酸枣仁30g、龙齿（先煎）30g、金箔10g、党参10g、远志10g、琥珀（冲服）1g、甘草10g、柏子仁10g、朱砂（冲服）1g、石菖蒲10g。 7剂，水煎服，日1剂
方解	前方——重在滋阴降火，安神宁心，适用于心中烦躁，惊悸不寐等阴虚火旺之证；后方——偏于滋养肾阴，镇惊安神，适用于惊惕不安，智力迟钝等心肾不足之证。 生地黄、玄参、麦冬、当归——养阴清热；黄连、木通、淡竹叶、灯心草、牛黄——泻热，清心安神；茯神、酸枣仁、甘草、柏子仁——养心安神定志；琥珀、龙齿、朱砂、金箔——重镇安神；党参——补益心气；远志、石菖蒲——化痰开窍

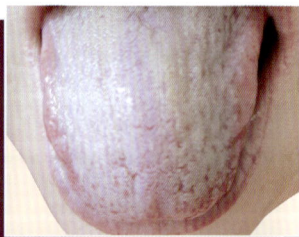

03 痰热瘀结——腻胖舌

主症 恼怒不休，妄见妄闻。

上焦 ❶ 头晕晕乎乎，头沉如裹——舌胖，苔白腻，痰浊蒙窍；
❷ 胸闷气短——舌胖，苔白腻，痰浊蒙蔽胸阳；
❸ 健忘——痰浊蒙蔽清窍；

中焦 ❹ 胃胀——舌中部黄腻苔，为痰浊碍胃；

下焦 ❺ 腰困重——痰浊下注；
❻ 溲黄浊、尿等待——痰浊下注膀胱。

证机概要	气郁日久，痰结日深，血气凝滞，瘀热互结，神窍被塞
治法	豁痰化瘀，调畅气血
方药	癫狂梦醒汤加减
处方	桃仁 10g、赤芍 10g、丹参 10g、红花 10g、柴胡 10g、香附 10g、郁金 10g、大腹皮 10g、苏子 10g、半夏 10g、通草 10g、青皮 20g、陈皮 20g、甘草 10g、桑白皮 20g。 7 剂，水煎服，日 1 剂
方解	本方重在调畅气血，豁痰化瘀，适用于气血郁滞，痰热郁结之证。桃仁、赤芍、丹参、红花——活血化瘀；柴胡、香附、郁金——疏肝理气，使气行则血行；大腹皮、青皮、陈皮、苏子、桑白皮、半夏——行气宽中，消痰利水；木通——清心火；甘草——调和药物

第五节 痫病

痫病是种反复发作性的神志异常的病证，临床以突然意识丧失，甚则仆倒，不省人事，强直抽搐，口吐涎沫，两目上视或口中怪叫，移时苏醒，一如常人为特征。

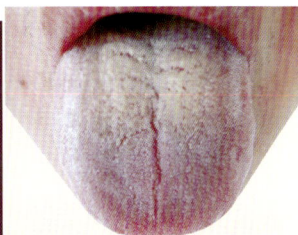

01 风痰闭阻——舌苔腻

主症 眩晕，头昏。

上焦
❶ 头胀头晕——舌尖红，心火上冲清窍；
❷ 慢性咽炎——舌尖中部凹陷，多为慢性咽炎；
❸ 口干、咽干——心火旺；
❹ 反酸、口臭——舌中苔腻裂纹，为痰浊犯胃；

中焦
❺ 腰酸困重——舌根黄腻苔，为痰浊下注腰府；

下焦
❻ 尿黄浊——舌根黄腻苔，为湿浊下注膀胱而溲黄。

证机概要	痰浊素盛，肝阳化风，痰随风动，风痰闭阻，上扰清窍
治法	涤痰息风，开窍定痫
方药	定痫丸加减
处方	天麻10g、全蝎10g、僵蚕20g、生龙骨（先煎）30g、生牡蛎（先煎）30g、竹沥10g、钩藤10g、贝母10g、石决明（先煎）30g、胆南星10g、瓜蒌20g、竹茹10g、天竺黄10g、半夏10g、茯苓10g、橘皮10g、朱砂（冲服）1g、麦冬10g、丹参10g、茯神10g、生地黄10g、生姜5g、沙参10g、远志10g、琥珀粉（冲服）1g、石菖蒲10g、甘草10g。 7剂，水煎服，日1剂
方解	本方豁痰开窍，息风定惊，适用于痰浊素盛、肝风内动、蒙蔽清窍之痫病。 天麻、全蝎、僵蚕、钩藤、石决明、生龙骨、生牡蛎——息风止痉；竹沥、贝母、胆南星、瓜蒌、竹茹、天竺黄——苦凉性降，清热化痰；半夏、茯苓、橘皮、生姜——燥湿化痰，健脾开胃；麦冬、丹参、茯神、生地黄、沙参——清心养心；朱砂、琥珀粉——镇心安神；石菖蒲、远志——化痰开窍；甘草——调和药物

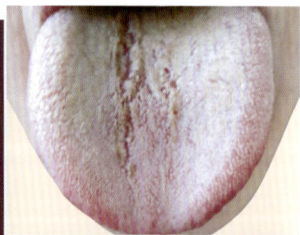

02 痰火扰神——黄腻苔

主症 抽搐，急躁易怒，心烦失眠。

上焦 ❶ 心烦、心悸——舌尖红，热扰心神；
❷ 失眠——舌尖红，火扰神明；
❸ 口干、咽干——心火旺盛；
中焦 ❹ 反酸、口臭——舌中苔腻裂纹，为痰浊犯胃；
下焦 ❺ 腰困重——舌根黄腻苔，为痰浊下注腰府；
❻ 溲黄——舌根黄腻苔，为湿浊下注膀胱而溲黄。

证机概要	痰浊蕴结，气郁化火，痰火内盛，上扰脑神
治法	清热泻火，化痰开窍
方药	龙胆泻肝汤合涤痰汤加减
处方	黄芩10g、栀子20g、芦荟10g、青黛（冲）3g、大黄10g、柴胡10g、生地黄10g、龙胆草10g、当归10g、泽泻10g、通草10g、车前子（包煎）20g、半夏10g、木香6g、枳实30g、胆南星10g、茯苓10g、橘红10g、党参10g、石菖蒲10g、麝香（冲）1g。 7剂，水煎服，日1剂
方解	前方——清肝泻火，调气开窍，用于火热炽盛者；后方——涤痰开窍见长，用于痰浊闭窍者。 龙胆草、黄芩、栀子、青黛、芦荟、大黄——清泻肝火；柴胡——疏肝；生地黄、当归——养阴柔肝；泽泻、木通、车前子——清利湿热；半夏、胆南星、木香、枳实——理气涤痰；茯苓、橘红、党参——健脾益气化痰；石菖蒲、麝香——清心开窍

03 心脾两虚——质淡舌

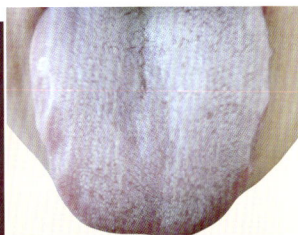

主症 反复发作，神疲乏力，心悸气短，失眠多梦。

上焦 ❶ 胸闷气短——舌尖为心肺，舌质胖，苔薄白，为心阳不足，心血亏虚；

❷ 慢性咽炎——舌尖中部凹陷，多为慢性咽炎；

中焦 ❸ 胃胀、纳差——舌中部苔白为脾胃虚弱；

❹ 乏力，易疲劳——舌两边齿痕，肝脾两虚，肝主筋，脾主肉，故有此症状；

下焦 ❺ 腰膝酸软——舌根凹陷，肾阳虚弱。

证机概要	病发日久，耗伤气血，心脾两虚，心神失养
治法	补益气血，健脾养心
方药	六君子汤合归脾汤加减
处方	党参 10g、白术 20g、茯苓 40g、甘草 10g、陈皮 10g、当归 10g、丹参 10g、姜半夏 10g、熟地黄 10g、酸枣仁 30g、远志 10g、五味子 10g。 7 剂，水煎服，日 1 剂
方解	前方——健脾益气，化痰降逆，适用于神疲乏力，纳呆便溏等脾虚证；后方——益气养血，补心安神，用于心悸气短，失眠多梦等症。 党参、白术、茯苓、甘草——健脾益气，助运化；陈皮、姜半夏——理气化痰降逆；当归、丹参、熟地黄——养血和血；酸枣仁——养心安神；远志、五味子——敛心气，宁心神

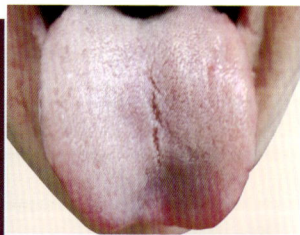

04 心肾亏虚——舌淡红

主症 痫病频发，神思恍惚。

上焦 ❶ 胸闷气短——舌尖为心肺，舌质胖，淡红，苔薄白，为心阳不足，心血亏虚；
❷ 慢性咽炎——舌尖中部凹陷，多为慢性咽炎；

中焦 ❸ 反酸——舌中部裂纹，本为热灼津伤，胃火旺，但舌又胖大，多为肝郁脾虚而犯逆所致；

下焦 ❹ 腰酸困——舌根凹陷，肾气亏虚；
❺ 腿沉重，关节差——舌根两侧凸起，为关节部位。

证机概要	痫病日久，心肾精血亏损，髓海不足，脑失所养
治法	补益心肾，潜阳安神
方药	左归丸合天王补心丹加减
处方	熟地黄 10g、山药 10g、山萸萸 10g、菟丝子 10g、枸杞子 10g、鹿角胶（烊化）10g、川牛膝 10g、生牡蛎（先煎）30g、鳖甲（先煎）30g、龟板胶（烊化）10g。 7 剂，水煎服，日 1 剂
方解	前方——滋补肝肾，填精益髓，适用于头目眩晕，腰膝酸软等真阴不足证；后方——滋阴养血，安神宁心，适用于心悸失眠、神思恍惚等症。 熟地黄、山药、山萸萸、菟丝子、枸杞子——补益肝肾；鹿角胶、龟板胶——峻补精血；川牛膝——补肾强腰；生牡蛎、鳖甲——滋阴潜阳

第六节 痴呆

痴呆是由髓减脑消、神机失用所导致的一种神志异常的疾病，以呆傻愚笨、智能低下、善忘等为主要临床表现。

轻者——神情淡漠，寡言少语，反应迟钝，善忘。

重者——终日不语，或闭门独居，或口中喃喃独语，言辞颠倒，行为异常，忽笑忽哭，或不欲食，数日不知饥饿。

01 痰浊蒙窍——苔白腻

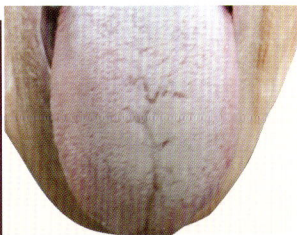

主症 表情呆钝，喃喃自语，呆若木鸡。

上焦
1. 头晕晕乎乎，头沉如裹——舌胖，苔白腻，痰浊蒙窍；
2. 胸闷气短——舌胖，苔白腻，痰浊蒙蔽胸阳；
3. 健忘——痰浊蒙蔽清窍；
4. 慢性咽炎——舌尖中部为咽喉，慢性咽炎多见舌尖中部凹陷；

中焦
5. 胃胀、纳差——舌中凹陷、裂纹为脾胃虚弱，舌两边红为肝火旺，多是肝强脾弱而发腹泻（五更泻）；

下焦
6. 腰膝酸软——舌苔腻，为痰浊阻滞下焦。

证机概要	痰浊上蒙，清窍被阻
治法	豁痰开窍，健脾化浊
方药	涤痰汤加减（《济生方》）
处方	枳实 10g、竹茹 10g、胆南星 6g、石菖蒲 10g、远志 10g、郁金 10g。 7 剂，水煎服，日 1 剂
方解	本方重在豁痰开窍，兼益气健脾，适用于痰浊蒙窍之痴呆。二陈汤——燥湿化痰；枳实、竹茹、胆南星——理气涤痰；石菖蒲、远志、郁金——化痰开窍

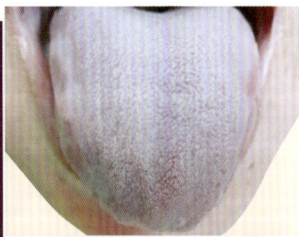

02 脾肾两虚——舌多胖

主症 沉默寡言，记忆力减退，失认失算，口齿含糊，词不达意。

上焦
1. 头晕——舌胖质淡，苔薄白，气血不足，清窍失养；
2. 气短——胸阳不振；
3. 健忘——气血亏虚，神智迟钝；

中焦
4. 乏力，易疲劳——舌两边齿痕，肝脾两虚，肝主筋，脾主肉，故有此症状；

下焦
5. 腰膝酸软，下肢冷——舌根略凹陷，为肾阳不足。

证机概要	气血亏虚，肾精不足，髓海失养
治法	补肾健脾，益气生精
方药	还少丹加减（《医方集解》）
处方	熟地黄20g、枸杞子10g、山茱萸20g、肉苁蓉10g、茴香10g、杜仲10g、巴戟天10g、怀牛膝10g、党参10g、茯苓20g、石菖蒲10g、楮实子20g、远志10g、山药20g、五味子10g、大枣10g。 7剂，水煎服，日1剂
方解	熟地黄、枸杞子、山茱萸——滋阴补肾；肉苁蓉、巴戟天、小茴香——补肾助阳；杜仲、怀牛膝、楮实子——补益肝肾；党参、茯苓、山药、大枣——益气健脾；石菖蒲、远志、五味子——交通心肾，宣窍安神

方歌 ▶ 还少丹

还少温调脾肾寒，茱淮苓地杜牛餐；
苁蓉褚实茴香枸，远志菖蒲味枣丸

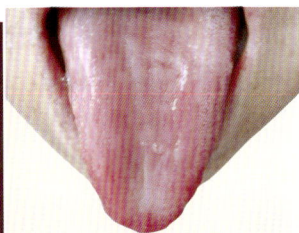

03 髓海不足——舌苔少

主症 神情呆钝，词不达意。

上焦 ❶ 心烦——舌质淡红，无苔，心阴亏虚；
❷ 失眠——心阴亏虚，心神失养；
❸ 健忘——阴亏而脑神衰退，脑髓空虚，不能上奉于头窍；
中焦 ❹ 纳谷不香——舌中质嫩红，为胃阴不足；
下焦 ❺ 腰膝酸软——舌根嫩红为肾阴亏虚所致。

证机概要	肾精亏虚，髓海失养
治法	补肾益髓，填精养神
方药	七福饮加减（《景岳全书》）
处方	熟地黄 10g、甘草 10g、远志 10g、鹿角胶（烊化）10g、当归 10g、党参 10g、紫河车 10g、龟板胶（烊化）10g、白术 10g、杏仁 10g、猪脊髓 10g、阿胶（烊化）10g、杜仲 10g、牛膝 10g、石菖蒲 10g。 7 剂，水煎服，日 1 剂
方解	本方益气养血，滋阴补肾，兼有化痰宣窍之功，适用于肝肾精血亏虚，髓海不足之痴呆。 熟地黄、鹿角胶、龟板胶、阿胶、紫河车、猪脊髓——滋阴补肾；当归——养血补肝；党参、白术、甘草——益气健脾；远志、杏仁、石菖蒲——宣窍化痰；加杜仲、牛膝——补肾强腰

方歌 ▶ 七福饮

七福饮中有当归，参术炙草健脾气；
重用熟地滋补肾，远志杏仁开窍宜

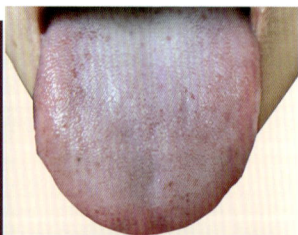

04 瘀血内阻——舌紫暗

主症 表情呆钝，言语不利，善忘。

上焦 ❶ 胸痛、胸闷、心悸——舌尖紫暗，瘀阻心络；
❷ 失眠——多梦见棺材、死人；
中焦 ❸ 胁胀满——舌两边红为肝胆火盛；
下焦 ❹ 腰困重——舌根白腻苔，为痰浊下注；
❺ 白带多（针对女性）——舌根白腻苔，为痰浊下注。

证机概要	瘀血阻滞，脑脉痹阻
治法	活血化瘀，开窍醒脑
方药	通窍活血汤加减
处方	桃仁 10g、红花 10g、赤芍 10g、麝香（冲服）0.05g、川芎 10g、葱白 10g、生姜 10g、石菖蒲 10g、郁金 10g。 7 剂，水煎服，日 1 剂
方解	本方活血化瘀，开窍醒脑，适用于瘀血阻滞脑脉，脑脉痹阻脑气所致的痴呆。 麝香——芳香开窍，活血散结通络；桃仁、红花、赤芍、川芎——活血化瘀；葱白、生姜、石菖蒲、郁金——通阳开窍

方歌 ▶ **通窍活血汤** 通窍活血用麝香，桃仁大枣老葱姜；
川芎黄酒赤芍药，表里通经第一方

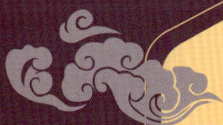

第肆章

脾胃病证

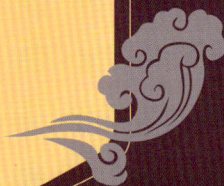

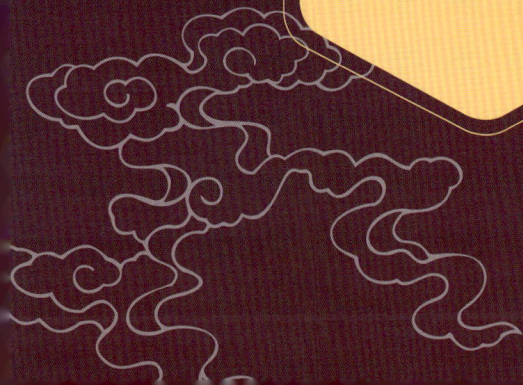

第一节　胃痛

胃痛，又称胃脘痛、心口痛、心胃痛、心腹痛、胃心痛，是以上腹胃脘近心窝处疼痛为主症的病证。

01 饮食伤胃——舌中白

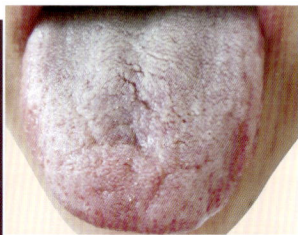

主症 胃痛吞酸，胀满拒按。

上焦 ❶ 胸闷气短——舌尖为心肺所属，舌尖胖红为湿热扰胸阳；

❷ 头昏昏沉沉——舌尖胖略红，为湿热上扰清窍；

中焦 ❸ 胃胀、消化不良，吞酸——舌中部为脾胃，凹陷则虚；白腻苔为夹有饮食油气；

下焦 ❹ 容易腹泻，腰酸痛，下肢凉——舌根凹陷，苔白厚腻，为肾阳不足，下焦寒实较重。

证机概要	饮食停滞，阻塞胃气
治法	消食导滞，和胃止痛
方药	保和丸加减
处方	神曲 20g、山楂 20g、茯苓 40g、莱菔子 10g、半夏 10g、陈皮 10g、连翘 10g。 7 剂，水煎服，日 1 剂
方解	本方消食导滞，适用于脘满不食、嗳腐吐食的胃痛证。神曲、山楂、莱菔子——消食导滞；茯苓、半夏、陈皮——和胃化湿；连翘——清热散结

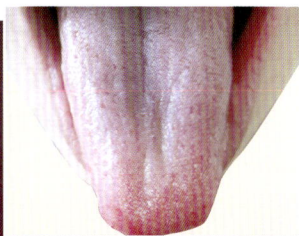

02 寒邪客胃——舌中虚

主症 胃痛。

上焦	❶ 头晕晕乎乎——舌尖红，舌胖大，脾虚湿盛，湿热上蒸于清窍； ❷ 心烦急躁——心火上扰心神；
中焦	❸ 胃胀、纳差——舌中部凹陷为脾胃虚弱；
下焦	❹ 腰膝酸软、下肢冷，容易腹泻——舌质淡有凹陷，下焦不温，阳虚所致。

证机概要	寒凝胃脘，阳气被遏，气机郁滞
治法	温胃散寒，行气止痛
方药	香苏散合良附丸加减
处方	香附 10g、紫苏 10g、陈皮 10g、吴茱萸 5g、乌药 10g、甘草 10g、荜茇 10g、高良姜 10g、干姜 10g、木香 6g、生姜 10g。 7 剂，水煎服，日 1 剂
方解	前方——理气散寒，适用于外感风寒，胃气郁滞；后方——温胃散寒，理气止痛，适用于暴作、喜热恶寒的胃痛之证。 香苏散：香附——理气止痛；紫苏——疏散风寒；陈皮、木香、乌药——理气和胃；甘草——益气和中；高良姜、荜茇、干姜、吴茱萸、生姜——温胃散寒。 良附丸：香附——理气止痛

方歌 ▶ **香苏散**　香苏散内草陈皮，疏散风寒又理气；
外感风寒兼气滞，寒热无汗胸脘痞

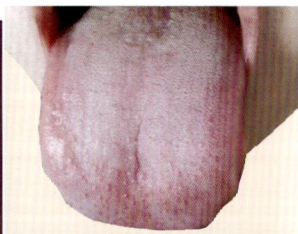

03 肝气犯胃——舌边红

主症 胃脘胀痛，急躁易怒。

上焦 ❶ 胸闷憋气，夜眠不实——舌尖为心肺所属，舌尖红为心火旺；
❷ 慢性咽炎——舌尖中部凹陷，多为慢性咽炎；

中焦 ❸ 胃胀、消化不良——舌中部为脾胃，凹陷则虚；
❹ 急躁易怒——舌边暗红，为肝胆火旺；

下焦 ❺ 五心烦热兼有手脚多汗——舌根胖大且有白苔为湿浊下注腰府，但舌两边红又是肝火旺盛，湿热蒸腾伤及肾阴，故不但有五心烦热，还有热迫汗出的体证。

证机概要	肝气郁结，横逆犯胃，胃气阻滞
治法	疏肝解郁，理气止痛（泄肝以安胃）
方药	柴胡疏肝散加减
处方	柴胡 10g、甘草 10g、佛手 10g、延胡索 10g、陈皮 10g、枳壳 10g、香附 15g、旋覆花（包）10g、苏梗 10g、川芎 10g、白芍 30g、沉香（冲）1g、川楝子 10g。 7 剂，水煎服，日 1 剂
方解	本方疏肝理气，用于胃痛胀闷、攻撑连胁之证。 柴胡、川楝子、佛手、延胡索——疏肝解郁，柔肝止痛；陈皮、枳壳、香附、苏梗、沉香、旋覆花——理气和中；川芎——理血；白芍、甘草——缓急止痛

方歌 ▶ **柴胡疏肝散** 柴胡疏肝芍川芎，枳壳陈皮草香附；
疏肝行气兼活血，胁肋疼痛皆能除

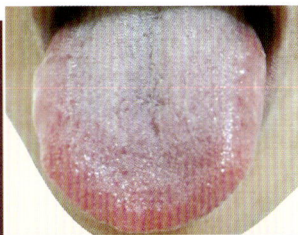

04 湿热中阻——舌胖红

主症 胃隐痛，口苦口黏。

上焦 ❶ 心烦、头面爱出油——舌尖红，热扰心神，湿热熏蒸于上；

❷ 失眠——舌尖红，火扰神明；

❸ 手心热——手厥阴心包经、手少阴心经均到手，心火旺所致；

中焦 ❹ 胃胀，口干口苦——舌中凹陷，脾胃虚弱，湿热阻滞中焦，上泛于口腔，可见口干口苦；

下焦 ❺ 腰膝酸软，排便不爽或尿频尿急——舌根凹陷，肾气不足；湿热黏滞下焦，可见二便不爽利。

证机概要	湿热蕴结，胃气痞阻
治法	清化湿热，理气和胃
方药	清中汤加减（《医宗金鉴》）
处方	黄连 10g、栀子 10g、黄芩 10g、蒲公英 10g、茯苓 10g、半夏 10g、白蔻 10g、藿香（后下）10g、苍术 10g、陈皮 10g、甘草 10g。 7 剂，水煎服，日 1 剂
方解	本方清化中焦湿热，适用于痛势急迫、胃脘灼热、口干口苦之胃痛。 黄连、栀子、黄芩、蒲公英——清热化湿；茯苓、半夏、白蔻、藿香、苍术——健脾除湿；陈皮、甘草——理气和胃
加减	如湿浊较甚，则加苍术、厚朴、石菖蒲、砂仁等辛温燥湿之品，并辅以黄芩、蒲公英等清热药物，以防辛温助热。若为痰湿阻胃，症见脘腹胀痛，痞闷不舒，泛泛欲呕，咯吐痰涎，苔白腻或滑，可用二陈汤合平胃散，燥湿健脾，和胃降逆

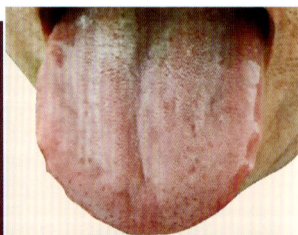

05 瘀血停胃——舌瘀暗

主症 胃脘疼痛，痛如针刺。

上焦 ❶ 胸闷憋气——舌尖为心肺，舌质紫暗为瘀血阻滞心血，心肺气机不畅；
❷ 慢性咽炎——舌尖中部凹陷，多为慢性咽炎；

中焦 ❸ 胃脘针刺样疼痛、胃胀、纳差——舌暗为瘀血阻滞之象，舌中为脾胃虚弱；
❹ 乏力，易疲劳——舌两边胖大，肝脾两虚，肝主筋，脾主肉，故有此症状；

下焦 ❺ 腰膝酸软，下肢冷——舌根凹陷，为肾阳不足。

证机概要	瘀停胃络，脉络壅滞
治法	化瘀通络，理气和胃
方药	失笑散合丹参饮加减
处方	丹参 10g、蒲黄 10g、五灵脂 10g、檀香（冲）1g、砂仁（后下）5g、三七粉（冲）6g。 7 剂，水煎服，日 1 剂
方解	前方活血化瘀，后方化瘀止痛，合用加强活血化瘀作用，适用于治疗胃痛如针刺或痛有定处之证。 丹参、蒲黄、五灵脂——活血消瘀止痛；檀香、砂仁——行气和胃；三七——活血止血
加减	胃脘发凉、喜热饮者，加良附丸；胃中灼热、苔黄者，加黄连、栀子；酸腐、苔厚腻者，加神曲、鸡内金；吐酸嘈杂者，加左金丸；胃阴虚、热不明显者，加沙参、麦冬、石斛

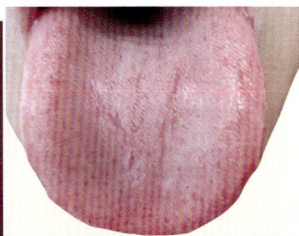

06 胃阴亏虚——舌质红

主症 胃脘隐痛，饥而不欲食。

上焦 ❶ 心烦、心悸——舌尖红，热扰心神；
❷ 失眠——舌尖红，火扰神明；

中焦 ❸ 胃脘隐痛，饥而不欲食——舌浅红少苔，胃阴不足；

下焦 ❹ 腰膝酸软——舌根凹陷，舌质红，为肾阴亏虚。

证机概要	胃阴亏耗，胃失濡养
治法	养阴益胃，和中止痛
方药	一贯煎合芍药甘草汤加减
处方	沙参 10g、麦冬 10g、生地黄 10g、枸杞子 10g、当归 10g、芍药 20g、甘草 10g、川楝子 10g、生麦芽 10g。7 剂，水煎服，日 1 剂
方解	前方养阴益胃，后方缓急止痛，合用滋阴而不腻，止痛又不伤阴，适用于隐隐作痛、口干咽燥、舌红少津之胃痛。 沙参、麦冬、生地黄、枸杞子——养阴益胃；当归——养肝活血而具疏通之性；川楝子、生麦芽——疏肝理气，和胃止痛；芍药、甘草——缓急止痛
加减	若兼饮食停滞，可加焦三仙等消食和胃；若痛甚者可加香橼、佛手、延胡索；若脘腹灼痛，嘈杂反酸，可加左金丸；若胃热偏盛，可加生石膏、知母清胃泄热；若肝肾阴虚，可加熟地黄、山茱萸、玄参滋补肝肾；若日久胃阴虚难复，可加乌梅、山楂肉、木瓜等酸甘化阴

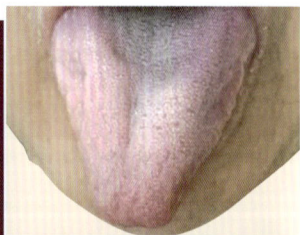

07 脾胃虚寒——舌淡白

主症 胃脘隐痛，喜温喜按。

上焦 ❶ 头晕——舌尖舌质淡，为心阳不足，气血亏虚，清窍失养；

❷ 胸闷气短——气血亏虚，胸阳不振；

中焦 ❸ 胃脘隐痛、胃胀、纳差——舌中部凹陷为脾胃虚弱，气机不通；

下焦 ❹ 腰膝酸软、下肢冷——舌根胖大，脾肾阳虚所致。

证机概要	脾虚胃寒，失于温养
治法	温中健脾，和胃止痛
方药	黄芪建中汤加减
处方	炙黄芪 20g、桂枝 10g、饴糖 10g、白芍 10g、炙甘草 10g、生姜 10g、大枣 10g。 7 剂，水煎服，日 1 剂
方解	本方温中散寒，和胃止痛，适用于喜温喜按之胃脘隐痛。 炙黄芪、桂枝、饴糖——甘温补中，辛甘化阳；白芍、甘草——缓急和营止痛；生姜、大枣——温胃和中补虚
加减	泛吐清水较重者，可加干姜、吴茱萸、半夏、茯苓等温胃化饮；若脾虚湿盛者，可合二陈汤；若兼见腰膝酸软，头晕目眩，形寒肢冷等肾阳虚证者，可加附子、肉桂、巴戟天、仙茅

方歌 ▶ **黄芪建中汤**　黄芪建中芪两半，芍六桂姜各三两；
　　　　　　　　　　　枣枚十二补不足，表虚身痛效无过

附 吐酸

吐酸是指胃中酸水上泛,又称泛酸、醋心、噫醋。若随即咽下——吞酸;随即吐出——吐酸。本病可单独出现,但常与胃痛兼见。

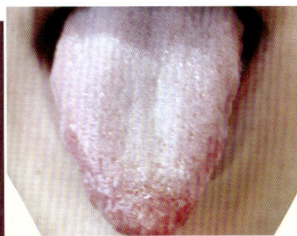

01 湿阻于胃——有腻苔

主症 反酸烧心、胃痞。

上焦 ❶ 头胀、头晕——舌尖红,苔白腻,痰湿蒙窍;
❷ 胸闷、气短——湿浊蒙蔽胸阳;

中焦 ❸ 嗳气、胃胀——舌中部为脾胃,白苔略腻为痰食中阻,气机不畅,胃失和降;

下焦 ❹ 腰膝酸软——舌根略有凹陷,舌胖为湿邪困腰,肾阳不足。

证机概要	湿邪阻滞,胃失和降
治法	化湿和胃,理气解郁
方药	越鞠丸加减
处方	苍术 10g、香附 10g、厚朴 10g、白豆蔻 10g、枳壳 30g、神曲 20g、栀子 10g、生姜 10g。 7 剂,水煎服,日 1 剂
方解	苍术、白豆蔻——燥湿化痰;香附、厚朴、枳壳——行气导滞;神曲——健胃消食;栀子——清化郁热;生姜——温中和胃

方歌 **越鞠丸**

越鞠丸治六般郁,气血痰火食湿因;
芎苍香附兼栀曲,气畅郁舒痛闷伸

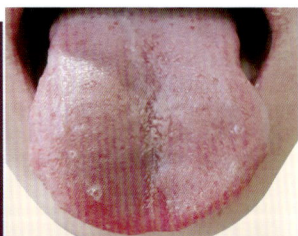

02 肝胃郁热——舌质红

主症 反酸、胃灼热。

上焦	❶ 夜不安眠——阴血不足，血不养神；
	❷ 慢性咽炎——舌尖中部凹陷，多为慢性咽炎；
中焦	❸ 反酸、胃灼热、胃胀、纳差——舌边胖，中部凹陷，舌质略红，为肝郁气滞化热，肝强脾弱；
下焦	❹ 腰酸——舌根浅红，肾阴亏虚。

证机概要	肝火犯胃
治法	泄肝和胃
方药	左金丸加味
处方	黄连 6g、白芍 20g、竹茹 10g、吴茱萸 5g、川楝子 6g、鸡内金 20g、乌贼骨 20g、煅瓦楞 20g。 7 剂，水煎服，日 1 剂
方解	黄连——直折肝火；吴茱萸——辛通下达开郁结；白芍——敛肝养阴；竹茹——清热化痰；川楝子——行气导滞；鸡内金——消积化滞；制酸或加乌贼骨、煅瓦楞

方歌	**左金丸**	左金黄连与吴萸，胁痛吞酸悉能医
	吴茱萸汤	吴茱萸汤参枣姜，肝胃虚寒此方良；阳明寒呕少阴利，厥阴头痛亦堪尝

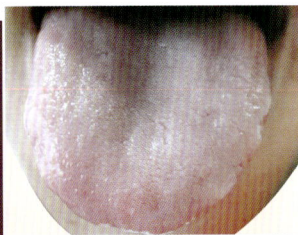

03 脾胃虚寒——舌胖大

主症 反酸、胃灼热，胃胀。

上焦 ❶ 头晕晕乎乎——舌胖，湿浊蒙窍；
❷ 胸闷、气短——气血亏虚及湿浊在胸，胸阳不振；

中焦 ❸ 胃胀、纳差——舌中部凹陷为脾胃虚弱；
❹ 乏力、易疲劳——舌两边齿痕，肝脾两虚，肝主筋，脾主肉，故有此症状；

下焦 ❺ 腰膝酸软，下肢冷——舌根胖大，脾肾阳虚所致。

证机概要	脾虚胃寒，失于温养
治法	温中健脾，和胃止痛
方药	吴茱萸汤合香砂六君子汤加减
处方	党参 10g、白术 10g、茯苓 10g、甘草 10g、陈皮 10g、半夏 10g、香附 10g、砂仁（后下）5g、吴茱萸 10g、生姜 10g、大枣 10g。 7 剂，水煎服，日 1 剂
方解	党参、白术、茯苓、甘草——甘温益胃；陈皮、半夏、香附、砂仁——行气降逆；吴茱萸——辛通下达以开郁结；生姜、大枣——温胃散寒补虚
加减	胀满明显者加北柴胡、白芍、香附、紫苏梗、厚朴、枳壳；胃脘冷痛者，可加干姜、高良姜、乌药等；若脾虚湿盛者，可加藿香、佩兰、白豆蔻、苍术；若兼见胃脘痛者，可加金铃子散

附　嘈杂

嘈杂是指胃中空虚，似饥非饥，似辣非辣，似痛非痛，莫可名状，时作时止的病证。可单独出现，又常与胃痛、吞酸并见。

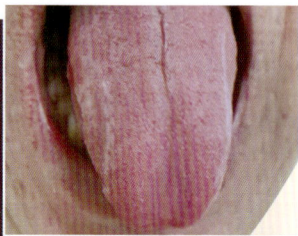

01 胃热——舌红口苦臭

主症 嘈杂，胃中灼热。

上焦 ❶ 心烦、头晕——舌浅红，心火旺盛；
❷ 慢性咽炎——舌尖中部凹陷，多为慢性咽炎；
中焦 ❸ 口干苦，善食易饥——舌中部为脾胃，舌红为胃热炽盛；
❹ 胁肋胀痛——舌两侧红，为肝火横逆犯胃；
下焦 ❺ 腰膝酸软——舌根质红，凹陷，为肾气不足。

证机概要	胃热炽盛
治法	清热和胃
方药	温胆汤加减
处方	黄芩10g、黄连10g、竹茹10g、半夏10g、陈皮10g、枳壳30g、茯苓40g、甘草10g。 7剂，水煎服，日1剂
方解	黄芩、黄连、竹茹——清胃脘之热，安中除烦；半夏、陈皮、枳壳——降逆和胃；茯苓——甘淡渗湿宁神；甘草——调和诸药

方歌 ▶ 温胆汤　　温胆汤中苓半草，枳竹陈皮加姜枣；
虚烦不眠证多端，此系胆虚痰热扰

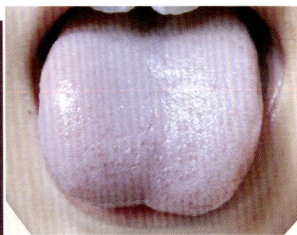

02 血虚——舌淡胃无力

主症 嘈杂，心悸易惊。

上焦 **❶** 胸闷气短——舌尖为心肺，舌质胖，苔薄白，为肺气不足，心阳亏虚，心血不足；

❷ 嗜睡——舌胖质淡，脾肾阳虚、心阳不足所致；

中焦 **❸** 乏力，易疲劳——舌质淡，略胖大，心脾两虚，肌肉失于濡养；

下焦 **❹** 腰膝酸软——舌质淡，气血亏虚，肾阳不足。

证机概要	气血亏虚，胃失和降
治法	益气养血和中
方药	归脾汤加减
处方	黄芪40g、党参10g、当归10g、龙眼肉10g、木香10g、茯神10g、远志10g、酸枣仁30g、生姜10g、甘草10g、大枣10g。 7剂，水煎服，日1剂
方解	黄芪、党参——补气健脾；当归、龙眼肉——养血和营；木香——健脾理气；茯神、远志、酸枣仁——养心安神；生姜、甘草、大枣——和胃健脾，以助化源

方歌 ▶ *归脾汤* 归脾汤用术参芪，归草茯神远志齐；
酸枣木香龙眼肉，兼加姜枣益心脾

03 胃虚——舌淡苔薄白

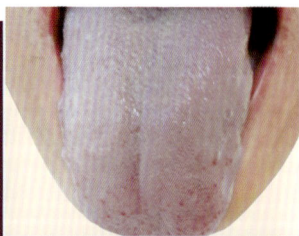

主症 嘈杂时作时止，食后胃胀。

上焦 ❶ 胸闷气短——舌尖为心肺，舌质胖，苔薄白，为肺气不足，心阳亏虚，心血不足；

中焦 ❷ 食后胃胀——舌质淡，舌中凹陷，脾胃亏虚，推动无力；

❸ 乏力，易疲劳——舌质淡，略胖大，心脾两虚，肌肉失于濡养；

下焦 ❹ 腰膝酸软——舌质淡，气血亏虚，肾阳不足。

证机概要	脾胃亏虚
治法	健脾益胃和中
方药	四君子汤加减
处方	党参10g、白术20g、茯苓20g、甘草10g、山药20g、白豆蔻10g。 7剂，水煎服，日1剂
方解	党参——益气补中；白术——健脾燥湿；茯苓——渗湿健脾；甘草——甘缓和中；山药——补脾养胃；白豆蔻——养血和中

第二节 痞满

痞满是指以自觉心下痞塞，胸膈胀满，触之无形，按之柔软，压之不痛为主要症状的病证。

按部位可分为胸痞、心下痞等。心下即胃脘部，本节主要讨论胃脘部出现上述症状的痞满，又可称为胃痞。

一、实痞

01 饮食内停——舌中虚

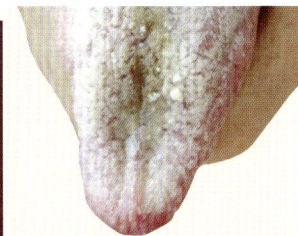

主症 胃脘痞满，吞酸。

上焦
❶ 胸闷气短——舌尖为心肺所属，舌苔厚为湿浊阻滞；
❷ 慢性咽炎——舌尖中部凹陷，多为慢性咽炎；

中焦
❸ 胃胀、消化不良，吞酸——舌中部为脾胃，凹陷则虚；黄腻苔为夹有饮食浊气；

下焦
❹ 大便黏滞，腰酸痛——饮食阻滞，肠道传导失常，清浊不分；湿邪阻滞气机，排便不爽；湿邪阻滞，腰府气机不利。

证机概要	饮食停滞，气机壅塞
治法	消食和胃，行气消痞
方药	保和丸加减
处方	山楂 10g、神曲 20g、半夏 10g、莱菔子 10g、陈皮 10g、茯苓 20g、连翘 10g。 7 剂，水煎服，日 1 剂
方解	本方消食导滞，和胃降逆，用于食谷不化，脘腹胀满者。山楂、神曲、莱菔子——消食导滞，行气除胀；半夏、陈皮——和胃化湿，行气消痞；茯苓——健脾渗湿，和中止泻；连翘——清热散结

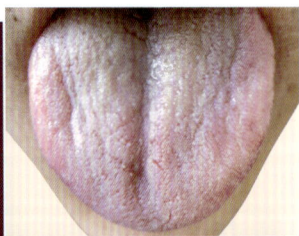

02 痰湿中阻——舌中腻

主症 胃脘痞满。

上焦 ❶ 胸闷憋气，头晕目眩——舌尖为心肺头目所属，舌尖凹陷为虚，湿邪阻滞上焦，清窍不利；
❷ 慢性咽炎——舌尖中部凹陷、苔腻，为湿邪阻滞咽喉；

中焦 ❸ 胃胀、消化不良，吞酸——舌中部为脾胃，凹陷则虚；白腻苔为夹有痰湿阻滞；

下焦 ❹ 身重困倦，腰酸痛，下肢凉——舌根凹陷，白略腻，为湿遏肾阳，肾阳不足，气化无力。

证机概要	痰浊阻滞，脾失健运，气机不和
治法	除湿化痰，理气和中
方药	二陈平胃汤加减
处方	藿香（后下）10g、苍术 10g、陈皮 10g、半夏 10g、厚朴 10g、茯苓 30g、甘草 10g。 7 剂，水煎服，日 1 剂
方解	本方燥湿化痰，理气健脾，用于脘腹胀满，呕恶纳呆之症。 制半夏、藿香、苍术——燥湿化痰；陈皮、厚朴——理气消胀；茯苓、甘草——健脾和胃

方歌 ▶ 二陈平胃汤

二陈汤用半夏陈，苓草梅姜一并存；
利气祛痰兼燥湿，湿痰为患此方珍。
平胃散用朴陈皮，苍术甘草四味齐；
燥湿宽胸消胀满，调胃和中此方宜

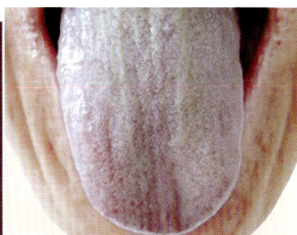

03 湿热阻胃——黄腻苔

主症 胃痞满，口苦口黏。

上焦 ❶ 心烦、头面爱出油——舌尖浅红，黄腻苔，热扰心神，湿热熏蒸于上；
❷ 咽部不适——舌尖凹陷，咽部气机不利；

中焦 ❸ 胃胀痞满——湿热阻滞中焦；

下焦 ❹ 腰膝酸软，排便不爽或尿频尿急——舌根苔黄腻，湿热黏滞下焦，可见二便不爽利。

证机概要	湿热内蕴，困阻脾胃，气机不利
治法	清热化湿，和胃消痞
方药	泻心汤合连朴饮加减
处方	大黄 6g、黄芩 10g、黄连 3g、栀子 10g、厚朴 10g、石菖蒲 10g、半夏 10g、芦根 30g、淡豆豉 20g。 7 剂，水煎服，日 1 剂
方解	前方——泻热破结；后方——清热燥湿。合用——清热除湿，散结消痞，用于胃脘胀闷嘈杂，口干口苦，舌红苔黄腻之痞满者。 泻心汤：大黄——泻热消痞，和胃开结；黄芩、黄连、栀子——清热燥湿。 连朴饮：厚朴——理气燥湿；石菖蒲——芳香化湿，醒脾开胃；半夏——和胃燥湿；芦根——清热和胃，止呕除烦；黄连、淡豆豉——清热燥湿除烦

方歌 ▶ 泻心汤　泻心大黄与连芩，主治黄疸血妄行

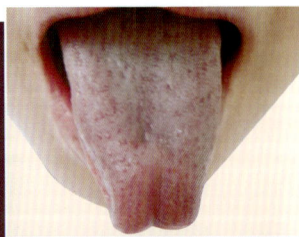

04 肝胃不和——舌边红

主症 胃脘痞满，急躁易怒。

上焦 ❶ 心烦易怒，夜眠不实——舌尖为心肺所属，舌尖红为心肺火旺；
❷ 慢性咽炎——舌尖中部凹陷，多为慢性咽炎；
中焦 ❸ 胃胀痞满——舌中部为脾胃，凹陷则虚；
❹ 急躁易怒——舌边暗红，为气滞化火；
下焦 ❺ 大便不畅——舌根中部略凹陷，浅白苔，为湿浊阻滞肠道。

证机概要	肝气犯胃，胃气郁滞
治法	疏肝解郁，和胃消痞
方药	越鞠丸合枳术丸加减
处方	香附10g、川芎20g、苍术10g、神曲10g、栀子20g、枳实10g、白术30g、荷叶10g。 7剂，水煎服，日1剂
方解	前方长于疏肝解郁，善解气、血、痰、火、湿、食六郁；后方消补兼施，长于健脾消痞。合用增强行气消痞之功，适用于胃脘胀满连及胸胁，郁怒心烦之痞满。香附、川芎——疏肝散结、行气活血；苍术、神曲——燥湿健脾，消食化滞；栀子——泻火解郁；枳实——行气消痞；白术——健脾益胃；荷叶——升清养胃

方歌 ▶ *枳术丸* 枳术丸是消补方，荷叶烧饭作丸尝；
若加麦芽与神曲，消食化滞力更强

二、虚痞

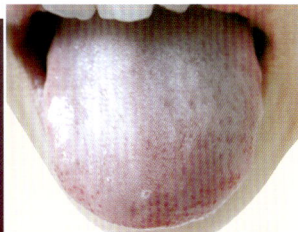

01 脾胃虚弱——舌胖大

主症 胃脘痞满，喜温喜按。

- **上焦** ❶ 头晕——舌胖，清阳不升；
  ❷ 胸闷气短——气血亏虚，胸阳不振；
- **中焦** ❸ 胃脘隐痛、胃胀、纳差——舌中部质胖为脾胃虚弱，气机不通；
- **下焦** ❹ 大便溏泻——舌根胖大，脾肾阳虚所致。

证机概要	脾胃虚弱，健运失职，升降失司
治法	补气健脾，升清降浊
方药	补中益气汤加减
处方	黄芪 20g、党参 10g、白术 20g、炙甘草 10g、茯苓 30g、山药 30g、升麻 10g、大枣 10g、柴胡 10g、当归 10g、陈皮 10g、郁金 10g、枳壳 10g。 7 剂，水煎服，日 1 剂
方解	本方健脾益气，升举清阳，用于治疗喜温喜按、少气乏力之胃脘胀满者。 黄芪、党参、白术、炙甘草、茯苓、山药、大枣——益气健脾；升麻、柴胡——升举清阳；当归——养血和营；陈皮、郁金、枳壳——理气消痞；合并溃疡加白及、乌贼骨；胃痛明显加延胡索

方歌 ➤ **补中益气汤** 补中益气芪术陈，升柴参草当归身；
升阳举陷功独擅，气虚发热亦堪珍

02 胃阴不足——舌无苔

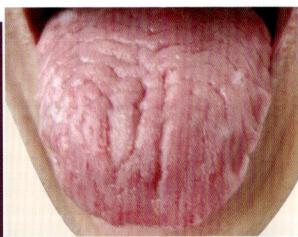

主症 胃脘痞满，饥而不欲食。

上焦 ❶ 心烦、心悸——舌尖红，热扰心神；
❷ 失眠——舌尖红，火扰神明；

中焦 ❸ 胃痞满，嘈杂——舌中裂纹，为热灼胃阴，虚热内生；
❹ 胃脘隐痛，饥而不欲食——舌中少苔；

下焦 ❺ 腰膝酸软，大便秘结——舌根裂纹，舌质红无苔，为肾阴亏虚，阴虚内热，肠道、腰府失养。

证机概要	胃阴亏虚，胃失濡养，升降失司
治法	养阴益胃，调中消痞
方药	益胃汤加减
处方	生地黄 30g、麦冬 20g、沙参 20g、玉竹 20g、香橼 20g。 7 剂，水煎服，日 1 剂
方解	本方滋养胃阴，行气除痞，用于口燥咽干，大便秘结，舌红少苔，脉细数之胃痞不舒者。 生地黄、麦冬、沙参、玉竹——养阴益胃；香橼——疏肝理脾，消除心腹痞满

第三节 呕吐

呕吐是指胃失和降，气逆于上，迫使胃中之物从口中吐出的一种病证。

鉴别

症候	呕	吐	干呕
鉴别	有声有物	有物无声	又名"吐逆"，为无物有声

一、实证

01 外邪犯胃——苔白腻

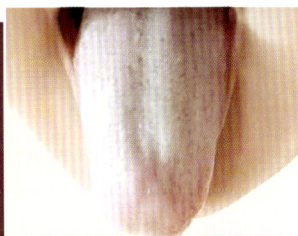

主症 恶心，呕吐。

上焦 ❶ 头昏或多眠睡——舌苔白腻，质胖，阳气不足，清阳不升；

中焦 ❷ 恶心、呕吐——舌中部凹陷、白腻苔，为脾胃虚弱，寒邪客胃；

下焦 ❸ 腹泻——舌根淡，凹陷，下焦寒湿。

证机概要	外邪犯胃，中焦气滞，浊气上逆
治法	疏邪解表，化浊和中
方药	藿香正气散加减
处方	紫苏 10g、白芷 20g、半夏 10g、藿香（后下）10g、陈皮 10g、生姜 10g、厚朴 10g、大腹皮 10g、茯苓 20g、白术 20g。 7 剂，水煎服，日 1 剂
方解	本方芳香化浊，散寒解表，并理气和胃降逆，适用于寒湿之邪犯胃，中焦气机不利，浊邪上逆之呕。 藿香、紫苏、白芷——散寒祛风；半夏、陈皮、生姜——和胃降逆止呕；大腹皮、厚朴——理气除满；茯苓、白术——化湿健脾

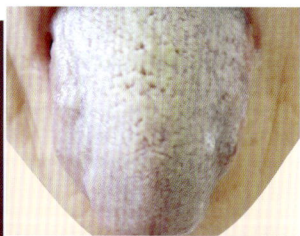

02 食滞内停——舌苔腻

主症 呕吐，胃痛，吞酸。

上焦 ❶ 头晕——舌尖为心肺，舌质胖，苔薄白，为肺气不足，心阳亏虚，心血不足；

中焦 ❷ 呕吐，吞酸——舌中部为脾胃，白腻苔夹有黄苔，为夹有饮食浊气；

❸ 口臭，口中异味——饮食停滞化热；

❹ 容易腹泻——舌中白厚腻，为饮食停滞，中焦气机不利，肠腑通降失常；

下焦 ❺ 腰膝酸软、尿浊——舌根腻苔，为下焦痰浊，膀胱气化不利。

证机概要	食滞内停，气机受阻，浊气上逆
治法	消食化滞，和胃降逆
方药	保和丸加减
处方	山楂 10g、神曲 10g、半夏 10g、莱菔子 10g、陈皮 10g、茯苓 30g、连翘 10g。 7 剂，水煎服，日 1 剂
方解	本方消食和胃，兼理气降逆，适用于饮食停滞，浊气上逆之呕吐。 山楂、神曲、莱菔子——消食和胃；半夏、陈皮、茯苓——理气降逆，安中止呕；连翘——散结清热

方歌 ▶ **保和丸**　保和神曲与山楂，苓夏陈翘莱菔加；
炊饼为丸白汤下，方中亦可加麦芽

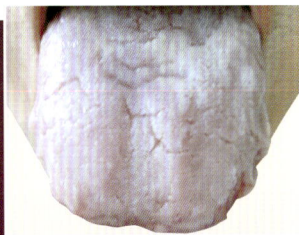

03 痰饮内阻——舌多胖

主症 呕吐清涎。

上焦 ❶ 头晕健忘——舌胖，质淡，痰浊蒙窍；
❷ 胸闷气短——舌尖为心肺，舌质胖，苔薄白，为肺气不足，心阳亏虚，心血不足；
❸ 慢性咽炎——舌尖中部凹陷，多为慢性咽炎；
中焦 ❹ 胃胀纳差——舌中部为脾胃，质淡为脾胃虚弱；
❺ 流涎——大胖舌多有此证，属于脾胃虚弱；
下焦 ❻ 肠鸣有声——舌根淡，苔腻，水饮停滞下焦。

证机概要	痰饮内停，中阳不振，胃气上逆
治法	温中化饮，和胃降逆
方药	小半夏汤合苓桂术甘汤加减
处方	半夏10g、生姜10g、茯苓40g、白术40g、甘草10g、桂枝10g、桔梗10g、旋覆花10g、代赭石（先煎）20g。 7剂，水煎服，日1剂
方解	前方祛痰化痰为主，适用于呕吐严重者；后方健脾化湿，温化痰饮，适用于呕吐清水，舌苔白腻，脘闷不食者。 **小半夏汤**：半夏——燥湿化痰，和胃止呕；生姜——为呕家之圣药，降逆止呕。 **苓桂术甘汤**：茯苓、白术、甘草——健脾燥湿化痰；桂枝——通阳化气行水；加桔梗——温化痰饮；旋覆花、代赭石——消痰降逆止呕

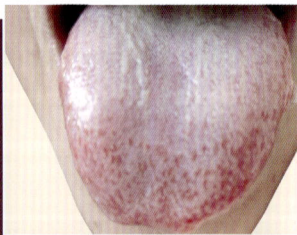

04 肝气犯胃——舌边红

主症 呕吐，胃脘胀痛。

上焦 ❶ 胸闷憋气，夜眠不实——舌尖为心肺所属，舌尖红为郁火；
❷ 头晕头胀——郁火上扰清窍；

中焦 ❸ 胃胀——舌中部为脾胃，凹陷则虚；
❹ 急躁易怒——舌边红，为气滞化火；
❺ 两肋胀痛——舌边红，肝火炽盛；

下焦 ❻ 溲黄浊、尿等淋——痰浊下注膀胱。

证机概要	肝气不舒，横逆犯胃，胃失和降
治法	疏肝理气，降逆和胃
方药	四七汤加减（《太平惠民合剂局方》）
处方	苏叶10g、厚朴10g、半夏10g、茯苓40g、生姜10g、大枣10g。 7剂，水煎服，日1剂
方解	该方理气宽中，和胃降逆止呕，适用于肝郁气滞、横逆犯胃之呕吐。 苏叶、厚朴——理气宽中；半夏、茯苓、生姜、大枣——和胃降逆止呕

方歌 ▶ **四七汤** 半夏厚朴茯苓苏，姜枣煎之舒郁结；
又有局方名四七，参桂夏草妙更殊

二、虚证

01 脾胃气虚——舌质胖

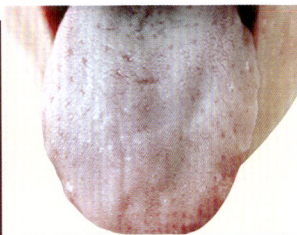

主症 呕吐，乏力。

上焦 ❶ 头晕——舌胖，清阳不升；
❷ 胸闷气短——气血亏虚，胸阳不振；
中焦 ❸ 食欲不振、胃胀——舌胖质淡为脾胃虚弱，气机不通；
下焦 ❹ 腰膝酸软、大便不畅或溏泻——舌根胖大，凹陷略有腻苔，为脾肾阳虚，湿油下注所致。

证机概要	脾胃气虚，纳运无力，胃虚气逆
治法	健脾益气，和胃降逆
方药	香砂六君子汤加减
处方	党参 10g、白术 20g、茯苓 20g、甘草 10g、半夏 10g、陈皮 10g、木香 10g、砂仁（后下）10g。 7 剂，水煎服，日 1 剂
方解	该方健脾益气，祛痰和胃止呕，适用于食欲不振，面色萎黄，恶心呕吐，舌苔薄白腻者。 党参、白术、茯苓、甘草——健脾益气；半夏、砂仁——祛痰降逆，和胃止呕；陈皮、木香——理气降逆

方歌 ▶ 香砂六君子汤　　四君子汤中和义，参术茯苓甘草比，益以夏陈名六君，健脾化痰又理气；除却半夏名异功，或加香砂气滞使

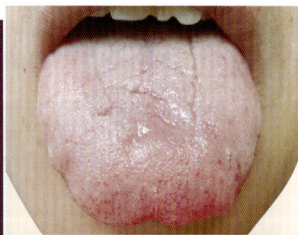

02 脾胃阳虚——舌胖大

主症 呕吐清涎，喜温喜按。

上焦	❶ 头晕——舌胖，清阳不升； ❷ 胸闷气短、面色无华——气血亏虚，胸阳不振；
中焦	❸ 胃胀、纳差——舌胖为脾胃虚弱，脾肾阳虚，气机不通；
下焦	❹ 恶寒喜暖，四肢不温——舌根胖大，脾肾阳虚，四肢失于温煦。

证机概要	脾胃虚寒，失于温煦，运化失职
治法	温中健脾，和胃降逆
方药	理中汤加减
处方	党参 10g、白术 30g、干姜 10g、甘草 10g。 7 剂，水煎服，日 1 剂
方解	该方健脾和胃，甘温降逆，适用于脾胃虚寒而呕吐，症见面色苍白、倦怠乏力、四肢不温等症。 党参、白术——健脾和胃；干姜、甘草——甘温和中

方歌

理中汤	理中丸主温中阳，党参甘草术干姜； 呕哕腹痛阴寒盛，再加附子更扶阳
小半夏汤	小半夏汤用生姜，和胃降逆金匮方； 大半夏汤参蜜掺，和胃益气功效彰
苓桂术甘汤	苓桂术甘化饮剂，健脾又温膀胱气； 饮邪上逆气冲胸，水饮下行眩晕去

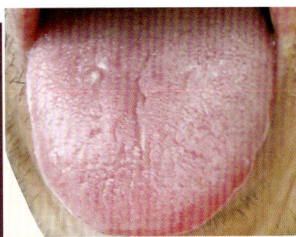

03 胃阴不足——舌少苔

主症 呕吐，胃脘隐痛，饥而不欲食。

上焦 ❶ 心烦心悸——舌尖红，热扰心神；
❷ 失眠——舌尖红，火扰神明；

中焦 ❸ 呕吐涎沫量少，口干——舌中裂纹，为阴亏内热，胃阴不足，阴液不足；
❹ 胃脘隐痛，饥而不欲食——舌中少苔，胃阴不足，失于濡润；

下焦 ❺ 腰膝酸软——舌根质红少苔，为肾阴亏虚。

证机概要	胃阴不足，胃失濡润，和降失司
治法	滋养胃阴，降逆止呕
方药	麦门冬汤加减
处方	党参 10g、麦冬 10g、粳米 10g、甘草 10g、石斛 20g、天花粉 20g、知母 10g、半夏 10g、竹茹 10g、陈皮 10g、炙枇杷叶 10g。 7 剂，水煎服，日 1 剂
方解	本方滋阴养胃，降逆止呕，适用于呕吐反复，或时作干呕的阴虚证。 党参、麦冬、粳米、甘草、石斛、天花粉、知母——滋养胃阴；半夏、竹茹、陈皮、炙枇杷叶——降逆止呕；大枣——益气和中

方歌 ➤ **麦门冬汤** 麦门冬汤用党参，枣草粳米半夏存；
肺痿咳逆因虚火，益胃生津宜煎烹

第四节　呃逆

呃逆是指胃气上逆动膈，气逆上冲，喉间呃呃连声，声短而频，难以自止为主要临床表现的病证。

01 胃火上逆——舌质红

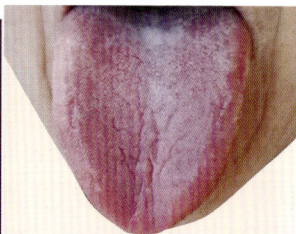

主症 呃逆，口苦口黏。

上焦
❶ 口干、咽干、鼻干——舌尖红为肺火旺盛，热灼津伤；
❷ 心烦、心悸——舌尖红，心肺热盛，热扰心神；
❸ 失眠——舌尖红，为火盛扰神，心神不宁；

中焦
❹ 易饥易饿——舌中舌质红且有裂纹，为胃火炽盛，消谷善饥；
❺ 口苦——舌中部舌质小裂纹且舌质红，为火旺伤津，消谷耗液；

下焦
❻ 五心烦热——舌质红为热灼津伤，虚热内生。

证机概要	热积胃肠，腑气不畅，胃火上冲
治法	清胃泻热，降逆平呃
方药	竹叶石膏汤加减
处方	竹叶10g、麦冬10g、沙参10g、石膏（先煎）30g、竹茹10g、连翘10g、半夏10g、柿蒂10g。 7剂，水煎服，日1剂
方解	本方清热生津，和胃降逆，用于治疗呃声洪亮、口臭烦渴、喜冷饮等症。 竹叶、石膏——清泻胃火；麦冬、沙参——滋养津液； 竹茹、连翘——清胃降逆；半夏、柿蒂——降逆止呃

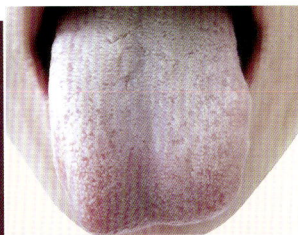

02 胃中寒冷——舌中白

主症 呃逆，胃脘痛，遇寒加重。

上焦 ❶ 头晕——舌淡，湿浊蒙窍；
❷ 胸膈不适——寒邪阻滞，胸阳不布；
中焦 ❸ 呃逆、胃胀、纳差——舌中部凹陷为脾胃虚弱；
下焦 ❹ 腰膝酸软、下肢冷——舌根质淡，为肾阳不足，阳虚不温，阳气不达四末。

证机概要	寒蓄中焦，气机不利，胃气上逆
治法	温中散寒，降逆平呃
方药	丁香散加减
处方	丁香 6g、柿蒂 10g、刀豆子 10g、旋覆花（后下）10g、高良姜 10g、炙甘草 10g、荜茇 10g、代赭石（先煎）20g、香附 10g、陈皮 10g。 7 剂，水煎服，日 1 剂
方解	本方温中祛寒降逆，适用于呃声沉缓，得热则减，遇寒加重之呃逆。 丁香、柿蒂、刀豆子、旋覆花、代赭石——降逆温胃止呃；高良姜、炙甘草、荜茇、香附、陈皮——温中和胃祛寒；加桂枝——增强高良姜温中祛寒、温通胃阳之功；枳实、厚朴、麦芽——和胃气，化痰导滞

方歌 **丁香散** 丁香柿蒂党参姜，呃逆因寒中气伤；
温中降逆又益气，胃气虚寒最相当

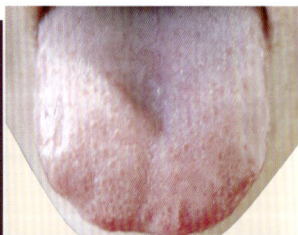

03 气机郁滞——舌胖大

主症 呃逆，胃胀。

上焦 ❶ 胸闷憋气——舌尖为心肺所属，舌胖大，为心阳不足，肺气亏虚；
❷ 慢性咽炎——舌尖中部凹陷，多为慢性咽炎；

中焦 ❸ 呃逆，胃胀，两肋胀——舌中部凹陷，为脾胃虚弱；
❹ 急躁易怒——舌边尖红，为气滞不畅；

下焦 ❺ 肠鸣失气——舌根中部略凹陷，为下焦肠道虚弱。

证机概要	肝气郁滞，横逆犯胃，胃气上逆
治法	顺气解郁，和胃降逆
方药	五磨饮子加减
处方	木香10g、乌药10g、川楝子10g、郁金10g、沉香（冲）1g、枳壳30g、槟榔10g、丁香（后下）6g、代赭石（先煎）20g。 7剂，水煎服，日1剂
方解	本方理气宽中，适用于呃逆连声，因情志改变而诱发之呃逆。 木香、乌药、川楝子、郁金——解郁顺气；沉香、枳壳、槟榔——宽中降气；加丁香、代赭石——降逆止呃

方歌 ▸ **五磨饮子**　四磨饮治七情侵，党参乌药及槟沉，
四味浓磨煎温服，实邪枳实易党参；
去参加入木香枳，五磨理气力非轻

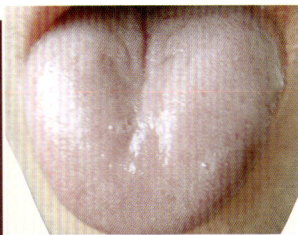

04 脾胃阳虚——舌质淡

主症 呃逆，泛吐清水。

上焦
❶ 头晕——舌胖，清阳不升；
❷ 胸闷气短——气血亏虚，胸阳不振；

中焦
❸ 呃逆，胃脘隐痛、胃胀、纳差乏力——舌中部凹陷为脾胃虚弱，气机不通；

下焦
❹ 大便不成形，腰膝酸软、下肢冷——舌根胖大，舌根凹陷，为脾肾阳虚所致。

证机概要	中阳不足，胃失和降，虚气上逆
治法	温补脾胃，降逆止呃
方药	理中丸加减
处方	党参 10g、白术 10g、甘草 10g、干姜 10g、吴茱萸 5g、丁香（后下）5g、柿蒂 10g、白豆蔻 10g。 7 剂，水煎服，日 1 剂
方解	温中健脾，降逆止呃，适用于呃声无力、喜温喜按、手足不温之呃逆。 党参、白术、甘草——甘温益气；干姜——温中散寒；加吴茱萸、丁香、柿蒂、白豆蔻——温胃平呃

方歌 ▶ **理中丸**　理中丸主温中阳，党参甘草术干姜；
呕哕腹痛阴寒盛，再加附子更扶阳

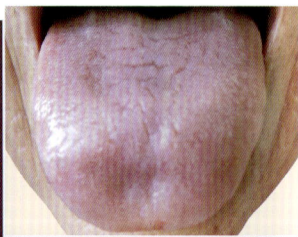

05 胃阴不足——舌少苔

主症 呃逆，呃声短促而不得续。

上焦 ❶ 心烦，心悸——舌浅红少苔，为阴亏内热，热扰心神；

中焦 ❷ 呃逆，胃胀——舌中淡红，为胃阴不足，脾胃虚弱，胃失和降；

❸ 胃脘隐痛，饥而不欲食——舌淡红少苔，胃阴不足；

下焦 ❹ 腰膝酸软——舌淡红，少苔，为肾阴亏虚。

证机概要	阴液不足，胃失濡养，气失和降
治法	养胃生津，降逆止呃
方药	益胃汤合橘皮竹茹汤加减
处方	沙参 10g、麦冬 10g、生地黄 10g、玉竹 10g、橘皮 10g、竹茹 10g、生姜 10g、党参 10g、甘草 10g、大枣 10g、枇杷叶 10g、芦根 20g、柿蒂 10g、刀豆子 10g。7 剂，水煎服，日 1 剂
方解	前方——养胃生津，治胃阴不足，口干舌燥，舌干红少苔者；后方——益气清热，和胃降逆。治胃虚有热，气逆不降之呃逆。 益胃汤：沙参、麦冬、生地黄、玉竹、冰糖——滋养胃阴。 橘皮竹茹汤：橘皮、竹茹、生姜——和胃降逆平呃；党参、甘草、大枣——补益中气；加枇杷叶、芦根、柿蒂、刀豆子——清胃降逆止呃

方歌 ▷ *益胃汤* 益胃汤能养胃阴，冰糖玉竹与沙参；麦冬生地同煎服，温病须虑热伤津

第五节　腹痛

腹痛是指胃脘以下，耻骨毛际以上部位发生疼痛为主症的病证。

01 寒邪内阻——舌质淡

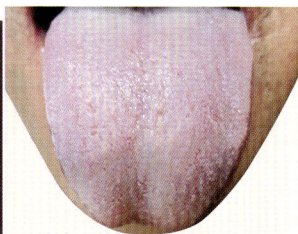

主症 腹痛，恶心，呕吐。

上焦 ❶ 头晕、头痛——湿浊蒙窍；

中焦 ❷ 恶心——舌中部凹陷为脾胃虚弱；

❸ 腹部疼痛，得温痛减——舌中部质淡，苔白，为寒邪客胃；

下焦 ❹ 腹泻，小便清长——舌根淡，苔白，阳气不化所致；

❺ 四肢不温——外邪阻滞，阳气不能布达四末。

证机概要	寒邪凝滞，中阳被遏，脉络痹阻
治法	散寒温里，理气止痛
方药	良附丸合正气天香散加减
处方	高良姜 10g、干姜 10g、紫苏 10g、乌药 20g、香附 10g、陈皮 10g。 7 剂，水煎服，日 1 剂
方解	前方温里散寒，后方理气温中，两者合用，散寒止痛，适用于寒邪阻遏中阳，腹痛拘急，得热痛减。 高良姜、干姜、紫苏——温中散寒；乌药、香附、陈皮——理气止痛

方歌 ▶ **良附丸**　良附丸用醋香附，良姜酒洗加盐服；
米饮姜汁同调下，心脘胁痛一齐除

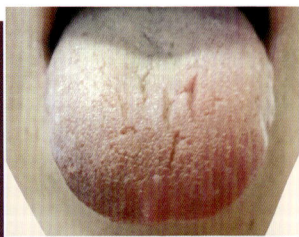

02 湿热壅滞——舌胖红

主症 腹隐痛，口苦口黏。

上焦	❶	心烦，头面爱出油——舌尖红，热扰心神，湿热熏蒸于上；
	❷	失眠——舌尖红，火扰神明；
中焦	❸	胃胀，口黏——舌中凹陷，脾胃虚弱；湿热阻滞中焦，上泛于口腔可见口黏；
下焦	❹	大便秘结，排便不爽或尿频尿急——舌根略腻，湿热黏滞下焦，可见二便不爽利。

证机概要	湿热内结，气机壅滞，腑气不通
治法	泻热通腑，行气导滞
方药	大承气汤加减
处方	大黄 10g、芒硝（冲）10g、厚朴 10g、枳实 30g、黄连 6g、茯苓 10g、甘草 10g。 7 剂，水煎服，日 1 剂
方解	本方软坚润燥，破结除满，荡涤肠胃，适用于腑气不通，大便秘结，腹痛拒按，发热汗出者。 大黄——攻下燥屎；芒硝——咸寒泻热，软坚散结；厚朴、枳实——导滞消痞；加黄连——清肠胃之热；赤茯苓——祛中焦之湿；甘草——调和药物

方歌 ▶ **大承气汤**

大承气汤用硝黄，配以枳朴泻力强；
阳明腑实真阴灼，急下存阴第一方；
去硝名为小承气，调胃只用硝黄草；
小承气内加羌活，中风便秘三化超

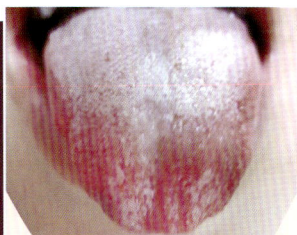

03 饮食积滞——舌中白

主症 腹痛吞酸，胀满拒按。

上焦 ❶ 眠差——舌尖为心肺所属，舌浅红为热扰心神；

❷ 慢性咽炎——舌尖中部凹陷，多为慢性咽炎；

中焦 ❸ 胃胀，消化不良，吞酸——舌中部为脾胃，质胖为脾胃虚弱；白腻苔为夹有饮食油气；

下焦 ❹ 容易腹泻，腰酸痛，下肢凉——舌根质胖，为肾阳不足。

证机概要	食滞内停，运化失司，胃肠不和
治法	消食导滞，理气止痛
方药	枳实导滞丸加减
处方	大黄（后下）5g、枳实30g、神曲20g、黄芩10g、黄连6g、泽泻20g、白术20g、茯苓20g。 3剂，水煎服，日1剂，中病即止
方解	本方消积导滞，清热祛湿，适用于嗳腐吞酸、恶食呕恶、腹满胀痛等症。 大黄、枳实、神曲——消导积滞；黄芩、黄连、泽泻——清热利湿；白术、茯苓——健运脾胃

方歌

枳实导滞丸	枳实导滞曲连芩，大黄术泽与茯苓； 食湿两滞生郁热，胸痞便秘此方寻
橘皮竹茹汤	橘皮竹茹治呕逆，党参甘草枣姜齐； 胃虚有热失和将，久病之后更相宜

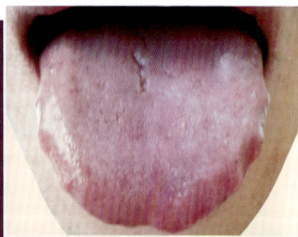

04 肝郁气滞——舌边红

主症 腹部胀痛，痛无定处。

上焦
❶ 胸闷憋气，夜眠不实——舌尖为心肺所属，舌尖红为郁火；
❷ 慢性咽炎——舌尖中部凹陷，多为慢性咽炎；

中焦
❸ 胃胀，消化不良——舌中部为脾胃，凹陷则虚；
❹ 腹痛，得失气则舒——舌边暗红，结合舌中部表现，为气机郁滞，经络不通；

下焦
❺ 五心烦热——肾阴亏虚，虚热内生。

证机概要	肝气郁结，气机不畅，疏泄失司
治法	疏肝解郁，理气止痛
方药	柴胡疏肝散加减
处方	柴胡 10g、枳壳 30g、香附 10g、陈皮 10g、芍药 30g、甘草 10g、川芎 20g。 7 剂，水煎服，日 1 剂
方解	本方疏肝理气止痛，可用于因肝气郁结，腹痛走窜，牵引少腹或两胁之证。 柴胡、枳壳、香附、陈皮——疏肝理气；芍药、甘草——缓急止痛；川芎——行气活血

方歌 ▶ **柴胡疏肝散**　柴胡疏肝芍川芎，枳壳陈皮草香附；
疏肝行气兼活血，胁肋疼痛皆能除

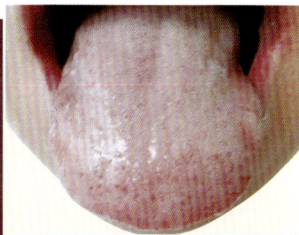

05 瘀血内停——舌瘀暗

主症 腹部疼痛，痛如针刺。

上焦 ❶ 胸闷憋气——舌尖为心肺所属，舌尖紫暗有瘀滞，为心血瘀阻；

中焦 ❷ 纳差、胃胀——舌暗为瘀血阻滞之象；

❸ 乏力、易疲劳——舌两边胖大，肝脾两虚，肝主筋，脾主肉，故有此症状；

下焦 ❹ 腰膝酸软，下肢冷——舌根凹陷，质胖，为肾阳不足。

证机概要	瘀血内停，气机阻滞，脉络不通
治法	活血化瘀，理气止痛
方药	少腹逐瘀汤加减
处方	当归10g、川芎10g、赤芍20g、桃仁10g、红花10g、川牛膝10g、蒲黄10g、五灵脂10g、延胡索10g。 7剂，水煎服，日1剂
方解	本方活血化瘀，理气止痛，适用于腹痛如针刺、痛有定处的血瘀证。 当归、川芎、赤芍、桃仁、红花、川牛膝——养血活血；蒲黄、五灵脂、延胡索——化瘀止痛

方歌 ▶ **少腹逐瘀汤** 少腹逐瘀小茴香，玄胡没药芎归姜；官桂赤芍蒲黄脂，经黯腹痛快兼尝

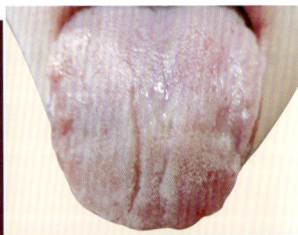

06 中虚脏寒——舌胖大

主症 腹部隐痛，喜温喜按。

上焦 ❶ 头晕健忘——舌胖，清阳不升；
❷ 胸闷气短——气血亏虚，胸阳不振；

中焦 ❸ 腹部隐痛，纳差——舌淡，质胖，为脾胃虚弱，气机不通；

下焦 ❹ 腰膝酸软，下肢冷——舌根胖大，脾肾阳虚所致；
❺ 大便稀溏——舌根凹陷胖大，阳虚运化无权。

证机概要	中阳不振，气血不足，失于温养
治法	温中补虚，缓急止痛
方药	小建中汤加减
处方	桂枝 10g、干姜 10g、芍药 20g、附子（先煎）10g、炙甘草 10g、大枣 10g、党参 10g、白术 20g。 7 剂，水煎服，日 1 剂
方解	本方温中补虚，缓急止痛，用于治疗形寒肢冷、喜按、腹部隐痛之腹痛。 桂枝、干姜、附子——温养散寒；芍药、炙甘草——缓急止痛；饴糖、大枣——甘温补中；党参、白术——益气补中

方歌 ▶ **小建中汤**　小建中汤芍药多，桂姜甘草大枣和；
更加饴糖补中脏，虚劳腹冷服之瘥

第六节　泄泻

泄泻是以排便次数增多，粪质稀溏或完谷不化，甚至泻出如水样为主症的病证。

一、暴泻

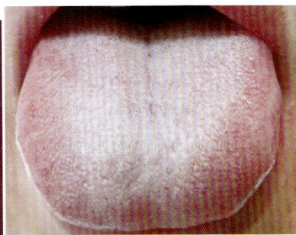

01 寒湿泄泻——舌胖大

主症 泄泻，恶心，呕吐。

上焦	❶ 头晕——湿浊蒙窍；
中焦	❷ 慢性咽炎——舌尖中部凹陷，为咽部气血亏虚，多为慢性咽炎之证；
下焦	❸ 爱着急，爱上火——舌两侧质红，为肝胆火盛；
	❹ 腹泻——舌根淡有裂痕，为肾阳不足，脾虚湿盛。

证机概要	寒湿内盛，脾失健运，清浊不分
治法	散寒化湿
方药	藿香正气散加减
处方	紫苏 10g、白芷 10g、厚朴 10g、藿香（后下）10g、大腹皮 10g、木香 10g、半夏 10g、苍术 10g、陈皮 10g、茯苓 20g、泽泻 20g、白术 20g。 7 剂，水煎服，日 1 剂
方解	本方既可解表和中散寒，又能理气化湿，除满健脾，适用于外感寒邪，内伤湿滞的泻下清稀、腹痛肠鸣、恶寒头痛之证。 藿香——散寒化湿，芳香化浊；紫苏、白芷——解表散寒；厚朴、大腹皮、木香——理气消满燥湿；半夏、苍术、陈皮——理气化湿；茯苓、泽泻、白术——健脾畅中，利小便以实大便

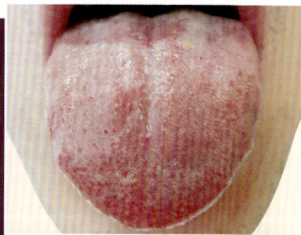

02 湿热伤中——舌质红

主症 腹隐痛，口苦口黏。

上焦 ❶ 心烦，头面爱出油——舌尖红，热扰心神，湿热熏蒸于上；

❷ 失眠——舌尖红，火扰神明；

中焦 ❸ 腹痛，泄泻，口干口苦，口黏——舌中凹陷，脾胃虚弱；舌胖红为湿热阻滞中焦，上泛于口腔，可见口干、口苦、口黏；

下焦 ❹ 排便不爽或尿频尿急——舌根凹陷，肾气不足。湿热黏滞下焦可见二便不爽利。

证机概要	湿热壅滞，损伤脾胃，传化失常
治法	清热利湿
方药	葛根芩连汤加减
处方	葛根 20g、黄芩 10g、黄连 6g、蒲公英 10g、连翘 10g、木香 6g、甘草 10g、车前草 20g、苦参 10g。7 剂，水煎服，日 1 剂
方解	本方解表清里，升清止泻，用于胃肠湿热，表邪未解，以泻下急迫、肛门灼热、口渴为主证者。葛根——解肌清热，煨用能升清止泻；黄芩、黄连、蒲公英、连翘——寒能清热，苦能燥湿；木香——顺气畅中；甘草——调和药物；加车前草、苦参——清热除湿，利水止泻

方歌 ▶ **葛根芩连汤** 葛根黄芩黄连汤，甘草四般治二阳；解表清里兼和胃，喘汗自利保安康

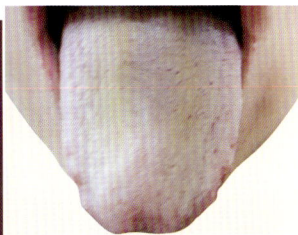

03 食滞肠胃——舌中腻

主症 腹痛、泄泻、吞酸。

上焦 ❶ 胸闷气短——舌尖为心肺所属，苔腻为湿邪阻滞胸阳；
❷ 头晕——湿邪阻滞清阳；

中焦 ❸ 泄泻、胃胀、吞酸——舌中部为脾胃，黄白腻苔为夹有饮食浊气；

下焦 ❹ 容易腹泻，腰酸痛，下肢凉——舌根苔白厚腻，为肾阳不足，湿浊下注肠道。

证机概要	宿食内停，阻滞肠胃，传化失司
治法	消食导滞
方药	保和丸加减
处方	神曲 20g、山楂 20g、莱菔子 10g、谷麦芽 10g、鸡内金 20g、半夏 10g、茯苓 20g、陈皮 10g、连翘 10g。 7 剂，水煎服，日 1 剂
方解	本方消积和胃，清热利湿，治疗食滞内停之泻，大便臭如败卵，腹胀嗳腐之证。 神曲、山楂、莱菔子、谷麦芽、鸡内金——消食和胃除积；半夏、茯苓、陈皮——理气和胃，除湿降逆；连翘——清热散结

方歌 ▶ 保和丸

保和神曲与山楂，苓夏陈翘莱菔加；
炊饼为丸白汤下，方中亦可加麦芽

二、久泻

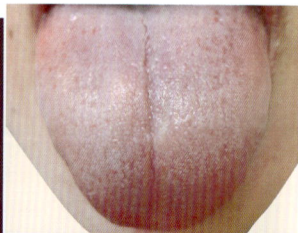

01 脾胃虚弱——舌质胖

主症 泄泻，胃脘隐痛，喜温喜按。

上焦 ❶ 头晕——舌胖，清阳不升；
❷ 胸闷、气短——气血亏虚，胸阳不振；
中焦 ❸ 胃胀、纳差——舌中部凹陷为脾胃虚弱，气机不通；
❹ 泄泻——舌中凹陷，苔薄白，脾胃虚弱，运化无权；
下焦 ❺ 腰膝酸软，下肢冷——舌根胖大，脾肾阳虚所致。

证机概要	脾失健运，清浊不分
治法	健脾益气，化湿止泻
方药	参苓白术散加减
处方	党参10g、白术20g、山药20g、白扁豆10g、莲子肉10g、甘草10g、茯苓20g、薏苡仁40g、砂仁（后下）5g、陈皮10g、桔梗10g。 7剂，水煎服，日1剂
方解	本方补气健脾，渗湿和胃，适用于脾虚神疲、倦怠纳少、大便溏烂者。 党参、白术、山药、白扁豆、莲子肉、甘草——健脾益气；茯苓、薏苡仁——淡渗利湿；砂仁、陈皮——和胃理脾，开胃消食；桔梗——升提清气，增强止泻之功

方歌 ▶ **参苓白术散** 参苓白术扁豆陈，莲草山药砂薏仁；
桔梗上浮兼保肺，枣汤调服益脾神

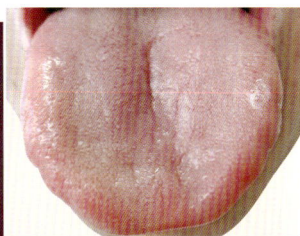

02 肾阳虚衰——舌质胖

主症 泄泻，五更泻。

上焦 ❶ 头晕健忘——舌胖，清阳不升，气血不能充养；
❷ 胸闷气短——气血亏虚，胸阳不振；

中焦 ❸ 胃脘隐痛、纳差——舌中部凹陷为脾胃虚弱，气机不通；
❹ 泄泻——舌中凹陷，苔薄白，脾胃虚弱，运化无权；

下焦 ❺ 腰膝酸软，下肢冷——舌根胖大，脾肾阳虚所致；
❻ 五更泻——舌中凹陷少苔，舌体胖大，为火不暖土。

证机概要	命门火衰，脾失温煦
治法	温肾健脾，固涩止泻
方药	四神丸加减
处方	补骨脂 20g、肉豆蔻 10g、吴茱萸 5g、五味子 10g、附子（先煎）10g、炮姜 10g。 7 剂，水煎服，日 1 剂
方解	本方温肾暖脾，固涩止泻。适用于命门火衰，泻下完谷不化，形寒肢冷，腰膝酸软之证。 补骨脂——温补肾阳、固涩止泻（"补脾不如补肾，肾气若壮，脾土温和，中焦自治"）；肉豆蔻、吴茱萸——温中散寒；五味子——收敛止泻；附子、炮姜——温脾散寒

方歌 　四神丸　　四神故纸与吴萸，肉蔻五味四般齐；
大枣生姜同煎合，五更肾泻最相宜

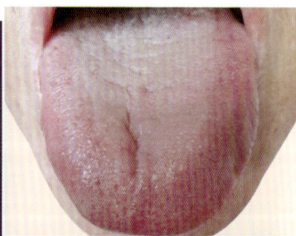

03 肝气乘脾——舌边红

主症 泄泻，胃脘胀痛，急躁易怒。

上焦
❶ 胸闷憋气，夜眠不实——舌尖为心肺所属，舌尖红为郁火；
❷ 慢性咽炎——舌尖中部凹陷，多为慢性咽炎；

中焦
❸ 胃胀、消化不良——舌中部为脾胃，凹陷则虚；
❹ 急躁易怒——舌边暗红，为肝郁火旺；

下焦
❺ 大便不成形——舌根中部略凹陷，夹有厚苔，肝郁乘脾，肠道传导异常；
❻ 腰酸，肢冷——为肾阳不足。

证机概要	肝气不疏，横逆犯脾，脾失健运
治法	抑肝扶脾
方药	痛泻要方加减
处方	白芍 30g、白术 30g、陈皮 10g、防风 10g。 7 剂，水煎服，日 1 剂
方解	白芍——养血柔肝；白术——健脾补虚；陈皮——理气醒脾；防风——升清止泻

方歌

痛泻要方	痛泻要方用陈皮，术芍防风共成剂； 肠鸣泄泻腹又痛，治在泻肝与实脾
藿香正气散	藿香正气大腹苏，甘桔陈苓术朴具； 夏曲白芷加姜枣，风寒暑湿并能除

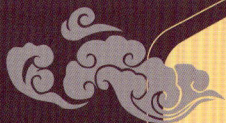

第伍章

肝胆病证

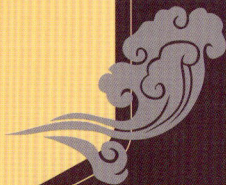

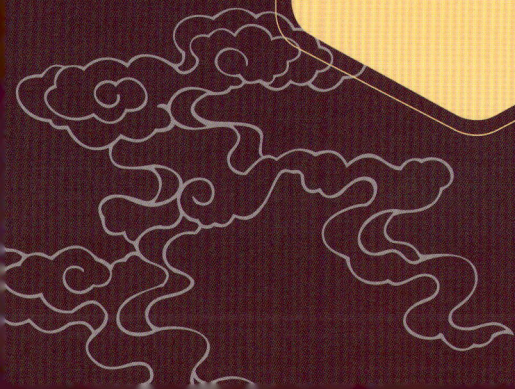

第一节　胁痛

胁痛是指以一侧或两侧胁肋部疼痛为主要表现的病证，是临床上比较多见的一种自觉症状。胁，指侧胸部，为腋以下至第 12 肋骨部的总称。如《医宗金鉴·卷八十九》所言："其两侧自腋而下，至肋骨之尽处，统名曰胁"。

01 肝郁气滞——舌质红

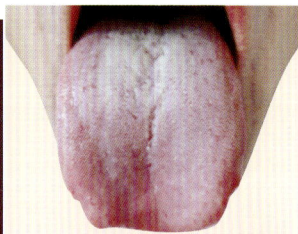

主症 胁胀，失眠，心烦。

上焦
1. 失眠——舌尖红，火扰神明；
2. 心烦、心悸——舌尖红，热扰心神；
3. 口干、咽干——心火旺盛；

中焦
4. 胃灼热——舌中为脾胃，热灼津伤而有裂纹；
5. 口臭——胃火旺；
6. 胁胀满——舌两边红为肝胆火盛；

下焦
7. 腰膝酸软、尿浊——舌根略有腻苔，为下焦痰浊，膀胱气化不利。

证机概要	肝失条达，气机郁滞，络脉失和
治法	疏肝理气
方药	柴胡疏肝散加减
处方	柴胡 10g、枳壳 30g、香附 10g、川楝子 10g、白芍 10g、甘草 20g、川芎 30g、郁金 10g。 7 剂，水煎服，日 1 剂
方解	本方功用疏肝解郁，理气止痛，适用于肝郁气滞、气机不畅之胁痛。 柴胡、枳壳、香附、川楝子——疏肝理气，解郁止痛；白芍、甘草——养血柔肝，缓急止痛；川芎、郁金——活血行气通络。

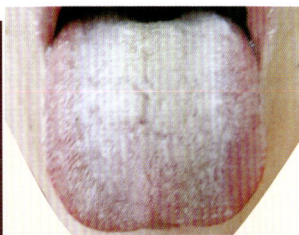

02 肝胆湿热——舌红腻

主症 胁肋胀痛或灼热疼痛，口苦口黏，胸闷纳呆，恶心呕吐，小便黄赤，大便不爽。

上焦 ❶ 慢性咽炎——舌尖中部凹陷，多为慢性咽炎，苔越白，口中越黏腻；

❷ 心烦、心悸——舌尖红，热扰心神；

❸ 口干、咽干——心火旺盛；

❹ 胸痛、胸闷——舌尖紫暗，瘀阻心络；

中焦 ❺ 胃胀——舌中部黄腻苔，为湿浊碍胃；

❻ 胁胀满——舌两边红为肝胆火盛；

❼ 口臭——胃火旺；

下焦 ❽ 溲黄——湿热下注膀胱；

❾ 腰膝酸软——舌根略有黄腻苔，为下焦湿浊，膀胱气化不利。

证机概要	湿热蕴结，肝胆失疏，络脉失和
治法	清热利湿
方药	龙胆泻肝汤加减
处方	山栀10g、黄芩10g、枳壳30g、川楝子10g、延胡索10g、龙胆草6g。 7剂，水煎服，日1剂
方解	本方具有清利肝胆湿热的功用，适用于肝胆湿热而致的胁痛。 龙胆草——清利肝胆湿热；山栀、黄芩——清肝泻火；川楝子、枳壳、延胡索——疏肝理气、安蛔、驱蛔

方歌 ▶ **龙胆泻肝汤** 龙胆泻肝栀芩柴，生地车前泽泻开；木通甘草当归同，肝经湿热力能排

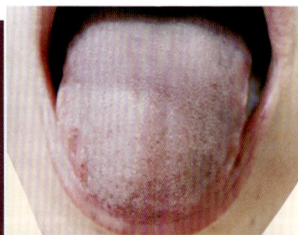

03 瘀血阻络——舌瘀暗

主症 胁肋刺痛，痛有定处。

上焦 ❶ 胸痛、胸闷、心悸——舌尖紫暗，瘀阻心络；

❷ 头晕晕乎乎——舌胖，苔白，痰浊蒙窍；

中焦 ❸ 胁痛——舌两边紫暗，有剥脱，为肝郁血瘀，伤及气血经络；

❹ 胃胀——舌胖大为脾胃虚弱；

下焦 ❺ 腰膝酸软，下肢冷——舌根凹陷，为肾阳不足，阳虚不温，阳气不达四末。

证机概要	瘀血停滞，肝络痹阻
治法	祛瘀通络
方药	血府逐瘀汤或复元活血汤加减
处方	当归10g、川芎30g、桃仁10g、红花10g、柴胡10g、枳壳30g、香附10g、川楝子10g、郁金10g、五灵脂10g、延胡索10g、三七粉（冲）6g。 7剂，水煎服，日1剂
方解	前方功用活血化瘀，行气止痛，适用于因气滞血瘀、血行不畅所导致的胸胁刺痛，日久不愈者。后方具有祛瘀通络、消肿止痛之作用，适用于因跌打外伤所致之胁下积瘀肿痛，痛不可忍者。 当归、川芎、桃仁、红花——活血化瘀，消肿止痛；柴胡、枳壳——疏肝调气，散瘀止痛；香附、川楝子、郁金——善行血中之气，行气活血，使气行血畅；五灵脂、延胡索——散瘀活血止痛；三七粉——活血通络，祛瘀生新

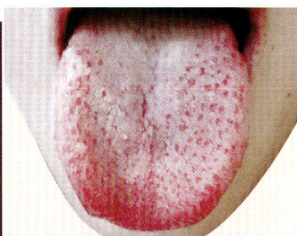

04 肝络失养——舌边红

主症 胁肋隐痛，悠悠不休，遇劳加重，口干咽燥，心中烦热，头晕目眩。

上焦
❶ 失眠——舌尖红，火扰神明；
❷ 心烦、心悸——舌尖红，热扰心神；
❸ 口干、咽干——心火旺盛；

中焦 ❹ 胁痛——舌两边红为肝胆火盛；

下焦 ❺ 五心潮热——舌根凹陷且苔白，为湿浊下注，但舌两侧红又为肝胆火盛，注注湿热迫汗外出而手脚潮热或湿汗。

证机概要	肝肾阴亏，精血耗伤，肝络失养
治法	养阴柔肝
方药	一贯煎加减
处方	生地黄 20g、枸杞子 10g、黄精 10g、沙参 10g、麦冬 10g、当归 10g、白芍 30g、炙甘草 10g、川楝子 10g、延胡索 10g。 7 剂，水煎服，日 1 剂
方解	本方功用滋阴柔肝止痛，适用于因肝肾阴虚、肝络失养而导致的胁肋隐痛、口燥咽干诸症。 生地黄、枸杞子、黄精、沙参、麦冬——滋补肝肾，养阴柔肝；当归、白芍、炙甘草——滋阴养血，柔肝缓急；川楝子、延胡索——疏肝理气止痛

方歌 ▶ **一贯煎**　一贯煎中用地黄，沙参枸杞麦冬裹；
当归川楝水煎服，阴虚肝郁是妙方

第二节　黄疸

黄疸是以目黄、身黄、小便黄为主症的一种病证，其中目睛黄染尤为本病的重要特征。

一、阳黄

01 疫毒炽盛——舌质红（急黄）

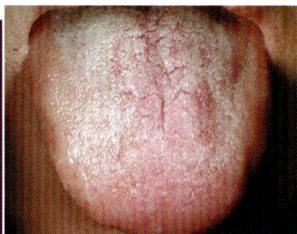

主症 发病急骤，黄疸迅速加深，其色如金，皮肤瘙痒，高热口渴，胁痛腹满。

上焦 ❶ 心烦、心悸——舌尖红，热扰心神；
❷ 头胀——舌尖红，为心肺火旺，上扰清窍；

中焦 ❸ 口干、口臭——胃火旺；
❹ 胃灼热——舌中为脾胃，热灼津伤而有裂纹；
❺ 大便秘结——舌红苔黄燥，内热；

下焦 ❻ 溲黄油——舌根凹陷且质胖苔白，为下焦湿油所致。

证机概要	湿热疫毒炽盛，深入营血，内陷心肝
治法	清热解毒，凉血开窍
方药	《千金》犀角散加味
处方	黄连10g、栀子10g、大黄10g、水牛角（冲）6g、生地黄20g、玄参20g、牡丹皮10g、板蓝根20g、茵陈30g、土茯苓20g。 7剂，水煎服，日1剂
方解	本方功能清热退黄，凉营解毒，适用于湿热疫毒所致的急黄。犀角（用水牛角代）、黄连、栀子、大黄、板蓝根、生地黄、玄参、牡丹皮——清热凉血解毒；茵陈、土茯苓——利湿清热退黄

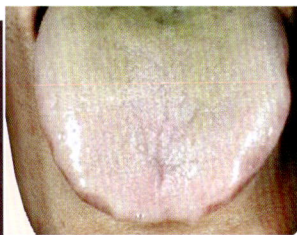

02 热重于湿——苔黄腻

主症 身目俱黄，黄色鲜明，发热口渴。

上焦 ❶ 慢性咽炎——舌尖中部凹陷，多为慢性咽炎；
❷ 头晕晕乎乎——舌胖，湿浊蒙窍；
❸ 胸闷脘痞——痰热滞胸，痰热扰心；

中焦 ❹ 乏力，易疲劳——舌两边齿痕，肝脾两虚，肝主筋，脾主肉，故有此症状；
❺ 胃胀——舌中部黄腻苔，为湿热碍胃；
❻ 嗳气，厌食吞酸——舌中部为脾胃，黄腻苔为湿热中阻，气机不畅，胃失和降；

下焦 ❼ 溲黄——痰浊下注膀胱。

证机概要	湿热熏蒸，困遏脾胃，壅滞肝胆，胆汁泛溢
治法	清热通腑，利湿退黄
方药	茵陈蒿汤加减
处方	茵陈 30g、栀子 10g、大黄 10g、黄柏 10g、连翘 10g、茯苓 10g、垂盆草 10g、蒲公英 10g、滑石（先煎）20g、车前草 30g。 7 剂，水煎服，日 1 剂
方解	本方有清热通腑、利湿退黄的作用，是治疗湿热黄疸的主方。 茵陈蒿——为清热利湿退黄之要药；栀子、大黄、黄柏、连翘、垂盆草、蒲公英——清热泻下；茯苓、滑石、车前草——利湿清热，使邪从小便而去

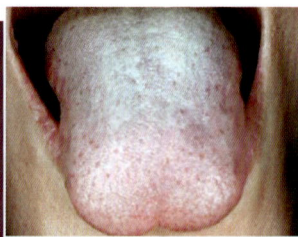

03 湿重于热——苔白腻

主症 身目俱黄，黄色不及前者鲜明，头重身困，胸脘痞满，食欲减退，恶心呕吐。

上焦 ❶ 慢性咽炎——舌尖中部凹陷，多为慢性咽炎；
❷ 头晕晕乎乎——舌胖，湿浊蒙窍；
❸ 胸脘痞满——舌胖，苔白腻，湿浊蒙蔽胸阳；
中焦 ❹ 胃胀、纳差——舌中部苔白为脾胃虚弱；
❺ 流涎——大胖舌多有此证，越胖越能准确诊断；
下焦 ❻ 腰膝酸软，下肢冷——舌根白腻，为肾阳不足，湿浊下注。

证机概要	湿遏热伏，困阻中焦，胆汁不循常道
治法	利湿化浊运脾，佐以清热
方药	茵陈五苓散合甘露消毒丹加减
处方	陈皮 10g、茵陈 30g、连翘 10g、白蔻仁 10g、茯苓 30g、薏苡仁 40g、黄芩 10g、车前子（包）30g、藿香（后下）10g。 7 剂，水煎服，日 1 剂
方解	二方比较，前者作用在于利湿退黄，使湿从小便中去；后者作用在于利湿化浊，清热解毒，是湿热并治的方剂。 藿香、白蔻仁、陈皮——芳香化浊，行气悦脾；茵陈蒿、车前子、茯苓、薏苡仁、黄芩、连翘——利湿清热退黄

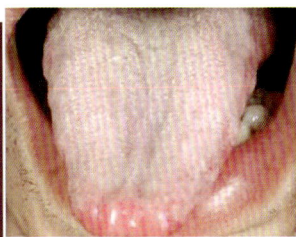

04 胆腑郁热——舌齿痕

主症 身目发黄，黄色鲜明，上腹、右胁胀闷疼痛。

上焦 ❶ 口干、咽干——心火旺盛；
❷ 心烦、心悸——舌尖红，热扰心神；

中焦 ❸ 胁胀——舌两边齿痕，苔浅黄，亦为痰浊阻滞胸胁，气机不畅；
❹ 嗳气，厌食吞酸——舌中部为脾胃，浅黄苔为湿热中阻，气机不畅，胃失和降；

下焦 ❺ 溲黄——湿热下注膀胱。

证机概要	湿热砂石郁滞，脾胃不和，肝胆失疏
治法	疏肝泄热，利胆退黄
方药	大柴胡汤加减
处方	柴胡 10g、黄芩 10g、半夏 10g、大黄 10g、枳实 30g、郁金 10g、佛手 10g、茵陈 30g、山栀子 10g、白芍 20g、甘草 10g、金钱草 60g、海金沙 20g、陈皮 10g。 7 剂，水煎服，日 1 剂
方解	本方有疏肝利胆、通腑泄热的作用，适用于肝胆失和，胃腑结热不退，或寒热往来，口苦。 柴胡、黄芩、半夏——和解少阳，和胃降逆；大黄、枳实——通腑泄热；郁金、佛手、茵陈、山栀子——疏肝利胆退黄；白芍、甘草——缓急止痛；若砂石阻滞，可加金钱草、海金沙利胆化石，陈皮和胃降逆

二、阴黄

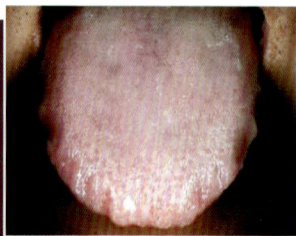

01 脾虚湿滞——舌齿痕

主症 面目及肌肤淡黄，甚则晦暗不泽，肢软乏力。

上焦 ❶ 胸闷气短——舌尖为心肺，心阳不足；
❷ 头晕晕乎乎——舌胖，湿浊蒙窍；

中焦 ❸ 胃胀、纳差——舌胖为脾胃虚弱；
❹ 乏力，易疲劳——舌两边齿痕，为脾肾阳虚，气血亏虚；

下焦 ❺ 腰膝酸软，下肢冷——舌根胖，为肾阳不足，阳虚不温，阳气不达四末。

证机概要	黄疸日久，脾虚血亏，湿滞残留
治法	健脾养血，利湿退黄
方药	黄芪建中汤加减
处方	黄芪 20g、桂枝 10g、生姜 10g、白术 20g；当归 10g、白芍 10g、甘草 10g、大枣 10g，茵陈 30g、茯苓 20g。 7 剂，水煎服，日 1 剂
方解	本方可温中补虚，调养气血，适用于气血亏虚，脾胃虚寒之心悸气短，大便溏薄，舌质淡，苔薄，脉濡者。 黄芪、桂枝、生姜、白术——益气温中；当归、白芍、甘草、大枣——补养气血；茵陈、茯苓——利湿退黄

方歌 ▶ **黄芪建中汤** 黄芪建中芪两半，芍六桂姜各三两；
枣枚十二补不足，表虚身痛效无过

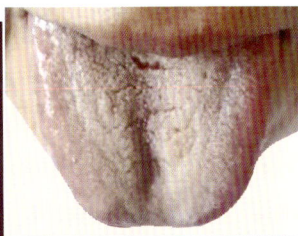

02 寒湿阻遏——舌质淡

主症 身目俱黄，黄色晦暗，或如烟熏。

上焦 ❶ 胸闷气短——气血亏虚及湿浊在胸，胸阳不振；
❷ 健忘——痰浊蒙蔽清窍；

中焦 ❸ 胃胀、纳差——舌中凹陷为脾胃虚弱；
❹ 吃饭不香或胀——舌中部略有凹陷，浅黄腻苔；

下焦 ❺ 腰困重——痰浊下注。

证机概要	中阳不振，寒湿滞留
治法	温中化湿，健脾和胃
方药	茵陈术附汤加减
处方	附子（先煎）10g、白术 40g、干姜 10g、茵陈 20g、茯苓 40g、泽泻 20g、猪苓 20g。 7 剂，水煎服，日 1 剂
方解	本方温化寒湿，用于寒湿阻滞之阴黄。 附子、白术、干姜——温中健脾化湿；茵陈、茯苓、泽泻、猪苓——利湿退黄

第三节　积聚

　　积聚是腹内结块，或痛或胀的病证。分别言之，积属有形，结块固定不移，痛有定处，病在血分，是为脏病；聚属无形，包块聚散无常，痛无定处，病在气分，是为腑病。因积与聚关系密切，故两者往往一并论述。

一、聚证

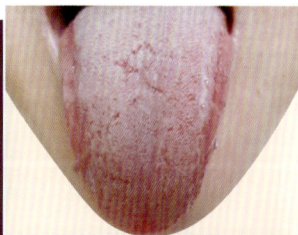

01 肝气郁结——舌边红

🌀 **主症** 腹中结块柔软，时聚时散，攻窜胀痛，脘胁胀闷不适。

上焦 ❶ 失眠——舌尖红，火扰神明；

中焦 ❷ 胃胀、纳差——舌中凹陷为脾胃虚弱；
　　　 ❸ 胁胀满——舌两边红为肝胆火盛；

下焦 ❹ 腰膝酸软，下肢冷——舌胖，苔薄白，为肾阳不足，阳虚不温，阳气不达四末。

证机概要	肝失疏泄，腹中气结成块
治法	疏肝解郁，行气散结
方药	逍遥散合木香顺气散加减
处方	柴胡 10g、当归 10g、白芍 20g、甘草 10g、生姜 6g、香附 10g、青皮 20g、薄荷（后下）10g、枳壳 30g、郁金 10g、乌药 20g、木香 6g。 7 剂，水煎服，日 1 剂
方解	前方疏肝解郁，健脾养血，适用于肝气郁结，脾弱血虚者；后方疏肝行气，温中化湿，适用于寒湿中阻，气机壅滞者。 柴胡、当归、白芍、甘草、生姜、薄荷——疏肝解郁； 香附、青皮、枳壳、郁金、乌药、木香——行气散结

方歌 ▶ **木香顺气散**　木香顺气青陈朴，芎苍枳壳与香附；
　　　　　　　　　　　　　砂仁桂心乌药草，肝郁气滞此方服

二、积证

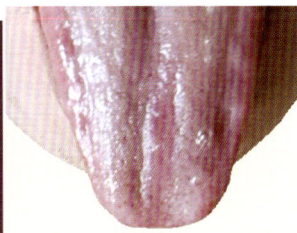

01 正虚瘀结——舌紫暗

主症 久病体弱，积块坚硬，隐痛或剧痛，饮食大减，肌肉瘦削，神倦乏力，面色萎黄或黧黑。

上焦 ❶ 慢性咽炎——舌尖中部凹陷，多为慢性咽炎；
❷ 手心热——手厥阴心包经、手少阴心经均到手，心火旺所致；
❸ 胸痛、胸闷、心悸——舌尖紫暗，瘀阻心络；

中焦 ❹ 胃胀、纳差——舌中凹陷为脾胃虚弱；
❺ 胃隐痛或饥不欲食——胃阴亏虚；

下焦 ❻ 腰膝酸软——舌根凹陷，肾阳虚弱；
❼ 五心烦热——肾阴亏虚，虚热内生。

证机概要	癥积日久，中虚失运，气血衰少
治法	补益气血，活血化瘀
方药	八珍汤合化积丸加减
处方	党参 10g、白术 20g、茯苓 20g、甘草 10g、当归 10g、白芍 10g、地黄 10g、川芎 10g、三棱 10g、莪术 10g、阿魏 10g、瓦楞子 20g、五灵脂 10g、香附 10g、槟榔 10g。 7 剂，水煎服，日 1 剂
方解	八珍汤补气益血，适用于气血衰少之证；化积丸活血化瘀，软坚消积，适用于瘀血内结之积块。 党参、白术、茯苓、甘草——补气；当归、白芍、地黄、川芎——益血；三棱、莪术、阿魏、瓦楞子、五灵脂——活血化瘀消癥；香附、槟榔——行气以活血

第四节 头痛

头痛是临床常见的自觉症状，可单独出现，亦见于多种疾病的过程中。本节所讨论的头痛，是指因外感六淫、内伤杂病而引起的，以头痛为主要表现的一类病证。若头痛属某一疾病过程中所出现的兼症，不属本节讨论范围。

一、外感头痛

01 风寒头痛——舌质淡

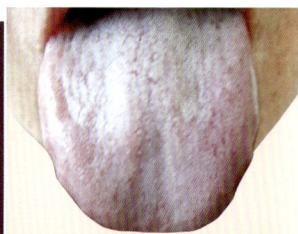

主症 头痛连及项背，常有拘急收紧感。

上焦 ❶ 头晕晕乎乎——舌胖，湿浊蒙窍；
❷ 健忘——痰浊蒙蔽清窍；
❸ 项背恶寒发紧——舌尖薄白苔，舌胖，为寒湿阻遏太阳膀胱经；

中焦 ❹ 胃胀、纳差——舌中部苔白为脾胃虚弱；

下焦 ❺ 腰膝酸软，下肢冷——舌根凹陷，为肾阳不足。

证机概要	风寒外袭，上犯巅顶，凝滞经脉
治法	疏散风寒止痛
方药	川芎茶调散加减
处方	川芎 30g、白芷 20g、藁本 10g、羌活 10g、细辛 9g、荆芥 10g、防风 10g。 7 剂，水煎服，日 1 剂
方解	本方有疏风散寒止痛作用，主要用于风寒上犯清空所导致的头痛。 川芎——善行头目，活血通窍，祛风止痛，为治头痛之要药； 白芷、藁本、羌活、细辛、荆芥、防风——疏风解表，散寒止痛

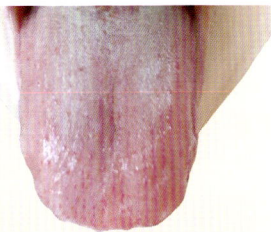

02 风热头痛——舌尖红

主症 头痛而胀，甚则头胀如裂，发热或恶风。

上焦 ❶ 心烦、心悸——舌尖红，热扰心神；
❷ 头痛、头胀——舌红，风热上亢；
❸ 失眠——舌尖红，火扰神明；

中焦 ❹ 胃灼热——舌中为脾胃，热灼津伤而有裂纹；

下焦 ❺ 尿黄浊——舌根散在红点，为下焦略有湿浊又兼有热邪。

证机概要	风热外袭，上扰清空，窍络失和
治法	疏风清热和络
方药	芎芷石膏汤加减
处方	菊花 10g、桑叶 10g、薄荷（后下）10g、蔓荆子 10g、川芎 30g、白芷 20g、羌活 10g、生石膏（先煎）40g。 7 剂，水煎服，日 1 剂 注：笔者曾经用川芎单味药治疗头痛、偏头痛，用量在 30g 以上，大部分均有效，而肝胆火旺或者心火旺不给予
方解	本方功能清热散风止痛，可用于风热上扰头窍而致的头痛。菊花、桑叶、薄荷、蔓荆子——辛凉微寒，轻清上浮，疏散风热，通窍止痛；川芎——活血通窍，祛风止痛；白芷、羌活——散风通窍而止头痛；生石膏——清热和络

方歌 ▸ **芎芷石膏汤** 　芎芷石膏金鉴方，川芎白芷石膏羌；
菊花藁本共相配，风热头痛应审详

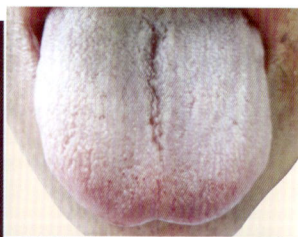

03 风湿头痛——舌胖大

主症 头痛如裹，肢体困重，胸闷纳呆。

上焦
❶ 慢性咽炎——舌尖中部凹陷，多为慢性咽炎；
❷ 头晕晕乎乎，头沉如裹——舌胖，苔白腻，痰浊蒙窍；
❸ 胸闷气短——舌尖为心肺所属，凹陷为虚；

中焦
❹ 胃时胀时饿——舌中凹陷为脾胃虚弱，有裂纹，说明又有热邪；
❺ 脂肪肝——舌胖，苔薄白，舌中凹陷；

下焦
❻ 腰膝酸困，双下肢沉重乏力——舌根腻苔，为痰浊阻滞。

证机概要	风湿之邪
治法	祛风胜湿通窍
方药	羌活胜湿汤加减
处方	羌活10g、独活10g、藁本10g、白芷20g、防风10g、细辛3g、川芎10g、蔓荆子10g。 7剂，水煎服，日1剂
方解	本方功能祛风胜湿，用于风湿困遏所致之头痛。 羌活、独活、藁本、白芷、防风、细辛、蔓荆子——祛风除湿散寒而止头痛；川芎——辛温通窍，活血止痛

方歌

羌活胜湿汤	羌胡胜湿羌独芎，甘蔓藁本与防风； 湿气在表头腰中，发汗升阳有奇功
天麻钩藤饮	天麻钩藤益母桑，栀芩清热决潜阳； 杜仲牛膝益肾损，茯神夜交安神良

二、内伤头痛

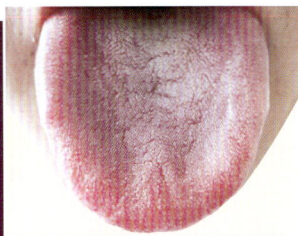

01 肝阳头痛——舌边红

主症 头昏胀痛，两侧为重，心烦易怒，夜寐不宁，口苦面红。

上焦 ❶ 心烦、心悸——舌尖红，为心火旺盛，热扰心神所致；

❷ 失眠——舌尖红，为心火旺盛，火扰神明，心神不宁而眠差；

❸ 口干、咽干、眼干——舌尖及两边红，为心、肺、肝火旺；

中焦 ❹ 口臭、口苦——舌中红且有浅浅的裂纹为胃火旺盛，热灼津伤而口苦口臭；

下焦 ❺ 五心烦热——舌根红且有裂纹，为虚热内生，肾阴亏损所致。

证机概要	肝失条达，气郁化火，阳亢风动
治法	平肝潜阳息风
方药	天麻钩藤饮加减
处方	天麻 10g、钩藤 10g、山栀子 10g、石决明（先煎）30g、黄芩 10g、牡丹皮 10g、桑寄生 10g、杜仲 10g、牛膝 10g、益母草 20g、白芍 30g、夜交藤 10g。 7 剂，水煎服，日 1 剂
方解	本方功能平肝潜阳息风，补益肝肾，可用于肝阳偏亢，风阳上扰而引起的头痛、眩晕等。 天麻、钩藤、石决明——平肝息风潜阳；山栀子、黄芩、牡丹皮——苦寒清泄肝热；桑寄生、杜仲——补益肝肾；牛膝、益母草、白芍——活血调血，引血下行；夜交藤——养心安神

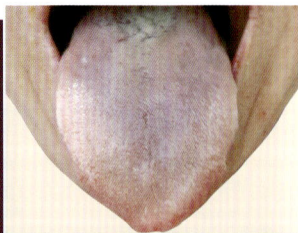

02 血虚头痛——舌淡红

主症 头痛隐隐，有时昏晕，心悸失眠，面色少华，神疲乏力，遇劳加重。

上焦 ❶ 心烦、失眠——舌尖为心肺，舌淡红，为心血不足；

中焦 ❷ 胃胀——舌中部质淡为脾胃虚弱；

下焦 ❸ 尿黄涩——舌根中部少量腻苔，两侧红，为下焦略有湿浊又兼有热邪。

证机概要	气血不足，不能上荣，窍络失养
治法	养血滋阴，和络止痛
方药	加味四物汤加减
处方	当归20g、生地黄10g、白芍30g、首乌10g、川芎20g、菊花10g、蔓荆子10g、五味子10g、远志10g、酸枣仁30g。 7剂，水煎服，日1剂
方解	本方功用养血调血，柔肝止痛，可用于治疗因血虚头窍失养而引起的头痛。 当归、生地黄、白芍、首乌——养血滋阴；川芎、菊花、蔓荆子——清利头目，平肝止痛；五味子、远志、酸枣仁——养心安神

方歌 ▶ **加味四物汤** 加味四物金匮翼，养血调血四物力；芩草菊花蔓荆入，血虚头痛此方医

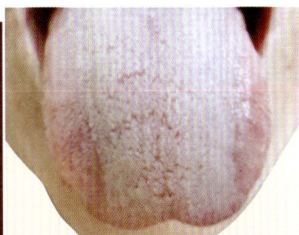

03 痰浊头痛——苔白腻

主症 头痛昏蒙，胸脘满闷，纳呆呕恶。

上焦
❶ 慢性咽炎——舌尖中部凹陷，多为慢性咽炎；
❷ 胸闷气短——舌尖为心肺，气血亏虚及痰浊在胸，胸阳不振；
❸ 头晕晕乎乎——舌胖，苔白腻，痰浊蒙窍；

中焦
❹ 胃胀、纳差——舌胖为脾胃虚弱；

下焦
❺ 腰膝酸软，下肢冷——舌根苔白质胖，为肾阳不足。

证机概要	脾失健运，痰浊中阻，上蒙清窍
治法	健脾燥湿，化痰降逆
方药	半夏白术天麻汤加减
处方	半夏 10g、陈皮 10g、白术 20g、茯苓 20g、天麻 10g、白蒺藜 30g、蔓荆子 10g。 7 剂，水煎服，日 1 剂
方解	本方功能燥湿化痰，平肝息风，用于治疗脾虚生痰，风痰上扰清空所导致的头痛。 半夏、陈皮——和中化痰；白术、茯苓——健脾化湿； 天麻、白蒺藜、蔓荆子——平肝息风

方歌 ▶ **半夏白术天麻汤**　半夏白术天麻汤，苓草橘红大枣姜；
眩晕头痛风痰证，热盛阴亏切莫尝

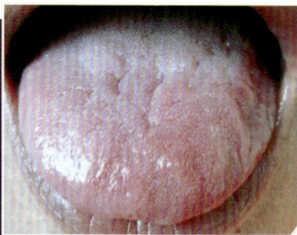

04 肾虚头痛——舌光光

主症 头痛且空，眩晕耳鸣，腰膝酸软。

上焦 ❶ 头痛、眩晕——舌前及舌中部红且胖，为心肝火旺，肝肾阴虚，清窍失养；

❷ 口干、咽干——心火旺盛；

❸ 手心热——手厥阴心包经、手少阴心经均到手，心、肝、肾阴虚所致；

中焦 ❹ 胃胀——舌中为脾胃，质胖为脾胃虚弱；

❺ 吃饭不香，或胀或饿——舌中部略有裂纹，为脾胃阴亏火旺；

下焦 ❻ 腰膝酸软，下肢冷——舌根胖，苔白，为肾虚。

证机概要	肾精亏虚，髓海不足
治法	养阴补肾，填精生髓
方药	大补元煎加减
处方	熟地黄 20g、枸杞子 10g、杜仲 10g、女贞子 10g、川续断 10g、山茱萸 10g、山药 10g、龟甲（先煎）20g、党参 10g、当归 10g、白芍 30g。 7 剂，水煎服，日 1 剂
方解	本方功能滋补肾阴，可用于肾精亏虚，肾阴不足证。熟地黄、枸杞子、女贞子——滋肾填精；杜仲、川续断——补益肝肾；龟甲——滋阴益肾潜阳；山茱萸——养肝涩精；山药、党参、当归、白芍——补益气血

方歌 ▶ **大补元煎**　大补元煎景岳方，山药山萸熟地黄；
参草枸杞归杜仲，真阴方耗此方尝

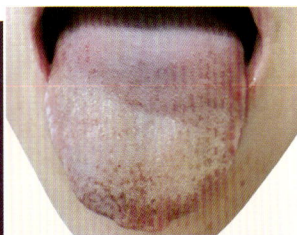

05 瘀血头痛——舌尖瘀

主症 经久不愈，痛处固定不移，痛如锥刺。

上焦
❶ 胸痛、胸闷、心悸——舌尖紫暗，瘀阻心络；
❷ 头痛——舌尖瘀点，瘀阻脑络；

中焦
❸ 胃胀、纳差——舌中部苔白为脾胃虚弱；

下焦
❹ 腰膝酸软，下肢冷——舌根胖，为肾阳不足，阳虚不温，阳气不达四末。

证机概要	瘀血阻窍，络脉滞涩，不通则痛
治法	活血化瘀，通窍止痛
方药	通窍活血汤加减
处方	赤芍 20g、川芎 20g、桃仁 10g、红花 10g、麝香（冲）0.1g。 7 剂，水煎服，日 1 剂
方解	麝香——味辛性温，功专开窍通闭，解毒活血；赤芍、川芎——行血活血；桃仁、红花——活血通络；葱、生姜——通阳；黄酒——通络；佐以大枣缓和芳香辛窜药物之性

第五节 眩晕

眩是指眼花或眼前发黑，晕是指头晕甚或感觉自身或外界景物旋转。二者常同时并见，故统称为"眩晕"。轻者闭目即止；重者如坐车船，旋转不定，不能站立，或伴有恶心、呕吐、汗出，甚则昏倒等症状。

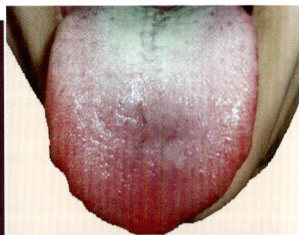

01 肝阳上亢——舌质红

主症 眩晕,耳鸣,头目胀痛,口苦,失眠多梦,遇烦劳郁怒而加重。

上焦
1. 心烦、心悸——舌尖红,热扰心神;
2. 口干、咽干——舌尖舌边红,为心肝火旺,热灼津伤;
3. 失眠——舌尖红,火扰神明;

中焦
4. 胁胀满,口苦——舌两边红为肝胆火盛;
5. 口臭——舌质红舌中白腻苔,为湿热熏腐;

下焦
6. 腰困重——舌根腻苔,为痰湿阻遏肾阳,湿热下注腰府;
7. 溲黄——湿热下注膀胱。

证机概要	肝阳风火,上扰清窍
治法	平肝潜阳,清火息风
方药	天麻钩藤饮加减
处方	天麻10g、钩藤10g、牛膝10g、石决明(先煎)30g、杜仲10g、桑寄生10g、黄芩10g、山栀子20g、菊花10g、白芍30g。 7剂,水煎服,日1剂
方解	本方功用平肝潜阳,清火息风,可用于肝阳偏亢、风阳上扰而导致的眩晕。 天麻,石决明、钩藤——平肝潜阳息风;牛膝、杜仲、桑寄生——补益肝肾;黄芩、山栀子、菊花——清肝泻火;白芍——柔肝滋阴

方歌 ▶ **天麻钩藤饮** 天麻钩藤益母桑,栀芩清热决潜阳;杜仲牛膝益肾损,茯神夜交安神良

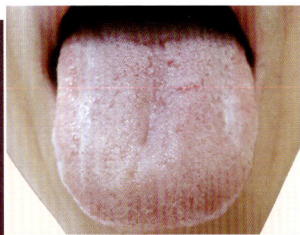

02 气血亏虚——舌质淡

主症 眩晕动则加剧，劳累即发，面色白，神疲乏力，倦怠懒言。

上焦 ❶ 头晕晕乎乎——舌胖，苔白质淡，气血亏虚，清阳不升；

❷ 乏力，易疲劳——舌胖大，为脾虚，气血不足；

中焦 ❸ 流涎——舌胖，舌中凹陷，为脾胃虚弱；

❹ 胃胀、纳差——舌中凹陷为脾胃虚弱；

下焦 ❺ 腰膝酸软——舌根凹陷，肾阳虚弱。

证机概要	气血亏虚，清阳不展，脑失所养
治法	补益气血，调养心脾
方药	归脾汤加减
处方	党参 10g、白术 20g、黄芪 20g、龙眼肉 10g、熟地黄 10g、远志 10g、茯苓 30g、炒扁豆 10g、酸枣仁 30g、当归 10g。 7 剂，水煎服，日 1 剂
方解	本方功用补益气血，健脾养心，主治因心脾两虚、气血不足而导致的眩晕等。 党参、白术、黄芪——益气健脾；当归、熟地黄、龙眼肉、大枣——补血生血，养心；茯苓、炒扁豆——补中健脾；远志、酸枣仁——养血安神

方歌 ▶ *归脾汤* 归脾汤用术参芪，归草茯神远志齐；
酸枣木香龙眼肉，兼加姜枣益心脾

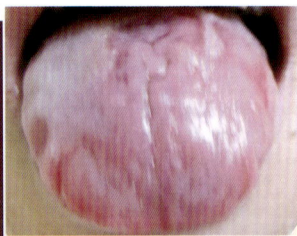

03 肾精不足——舌无苔

主症 眩晕日久不愈，精神萎靡，腰酸膝软，滑泄，耳鸣齿摇。

上焦 ❶ 失眠——舌尖红，无苔，为心阴亏虚，心神失养；
❷ 心烦心悸——舌尖红，热灼津伤；
❸ 慢性咽炎——舌尖中部凹陷，多为慢性咽炎；
中焦 ❹ 胃隐痛或饥不欲食——胃阴亏虚；
下焦 ❺ 腰膝酸软——舌根剥苔，阴精不足。

证机概要	肾精不足，髓海空虚，脑失所养
治法	滋养肝肾，益精填髓
方药	左归丸加减
处方	熟地黄 10g、山药 20g、山茱萸 10g、龟甲（先煎）20g、牛膝 10g、杜仲 10g、枸杞子 10g、鹿角胶（烊化）10g、菟丝子 20g、紫河车（冲）5g。 7 剂，水煎服，日 1 剂
方解	本方滋阴补肾，填精补髓，治疗眩晕。 熟地黄、山茱萸、山药——滋阴补肾；龟甲、鹿角胶、紫河车——滋肾助阳，益精填髓；杜仲、枸杞子、菟丝子——补益肝肾；牛膝——强肾益精

方歌 ▶ *左归丸*　左归丸内山药地，萸肉枸杞与牛膝；
菟丝龟鹿二胶合，壮水之主方第一

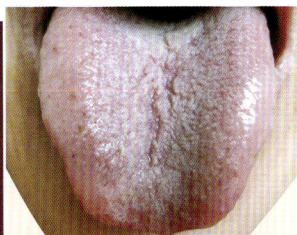

04 瘀血阻窍——舌紫暗

主症 眩晕，头痛，失眠，心悸，精神不振，耳鸣耳聋，面唇紫暗，兼见健忘。

上焦 ❶ 头痛、头晕——舌尖瘀紫，心肝瘀滞；
❷ 胸痛、胸闷、心悸——舌尖紫暗，瘀阻心络；
❸ 失眠——舌尖紫暗，多梦见棺材、死人，易惊吓；

中焦 ❹ 胃胀、纳差——舌中凹陷为脾胃虚弱；

下焦 ❺ 腰膝酸软——舌根凹陷，为肾虚。

证机概要	瘀血阻络，气血不畅，脑失所养
治法	祛瘀生新，活血通窍
方药	通窍活血汤加减
处方	川芎 20g、赤芍 10g、桃仁 10g、红花 10g、白芷 20g、石菖蒲 10g、当归 10g、地龙 10g、全蝎 6g。7 剂，水煎服，日 1 剂
方解	本方活血化瘀，通窍止痛，用于治疗跌仆外伤、瘀阻头面而导致的眩晕、头痛诸症。川芎、赤芍、桃仁、红花——活血化瘀，通窍止痛；白芷、石菖蒲、老葱——通窍理气，温经止痛；当归——养血活血；地龙、全蝎——善入经络，镇痉祛风

方歌 *通窍活血汤* 通窍全凭好麝香，桃红大枣老葱姜；
川芎黄酒赤芍药，表里通经第一方

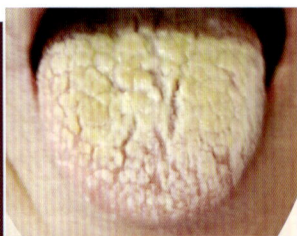

05 痰湿中阻——舌黄苔

主症 眩晕，头重昏蒙，或伴视物旋转，胸闷恶心，呕吐痰诞，食少多寐。

上焦 ❶ 头晕晕乎乎——舌质胖，且舌尖黄苔，为湿浊蒙窍；
❷ 胸闷——痰浊阻滞胸阳；

中焦 ❸ 胃胀、纳差、口臭——舌上黄苔，痰湿中阻，气机不畅；
❹ 胁胀——舌两边黄苔，亦为痰浊阻滞胸胁，气机不畅；

下焦 ❺ 腰困重——痰浊下注；
❻ 溲黄浊、尿等待——痰浊下注膀胱。

证机概要	痰浊中阻，上蒙清窍，清阳不升
治法	化痰祛湿，健脾和胃
方药	半夏白术天麻汤加减
处方	半夏 10g、陈皮 10g、白术 30g、薏苡仁 60g、茯苓 20g、天麻 10g。 7 剂，水煎服，日 1 剂
方解	本方燥湿化痰，平肝息风，用于治疗脾虚湿盛，风痰上扰之眩晕。 半夏、陈皮——健脾燥湿化痰；白术、薏苡仁、茯苓——健脾化湿；天麻——化痰息风，止头眩

第六节 中风

中风是以猝然昏仆，不省人事，半身不遂，口眼㖞斜，语言不利为主症的病证。病轻者可无昏仆而仅见半身不遂及口眼㖞斜等症状。

一、中经络

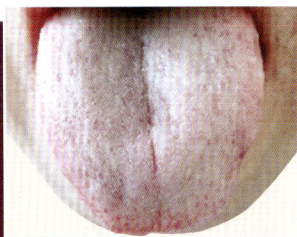

01 风痰入络——舌质胖

主症 手足麻木，突然发生口眼㖞斜，语言不利，口角流涎，舌强语謇。

上焦
❶ 慢性咽炎——舌尖中部凹陷，多为慢性咽炎；
❷ 头晕晕乎乎——舌质胖，且略有黄腻苔，为湿浊蒙窍；
❸ 胸闷气短——舌尖为心肺所属，凹陷为虚；

中焦
❹ 胃胀、纳差——舌中凹陷为脾胃虚弱；
❺ 嗳气，厌食吞酸——舌中部为脾胃，浅黄腻苔为湿浊中阻，气机不畅，胃失和降；

下焦
❻ 腰椎不好——舌根两侧凸起，反映腰椎有问题。

证机概要	脉络空虚，风痰乘虚而入，气血闭阻
治法	祛风化痰通络
方药	真方白丸子加减
处方	半夏 10g、天南星 6g、天麻 10g、白附子 6g、全蝎 6g、当归 10g、白芍 20g、鸡血藤 30g、稀莶草 10g。7 剂，水煎服，日 1 剂
方解	本方化痰通络，用于治疗风痰入客经络，症见口眼㖞斜，舌强不语，手足不遂等症。 半夏、天南星、白附子——祛风化痰；天麻、全蝎——息风通络；当归、白芍、鸡血藤、稀莶草——养血祛风

方歌 **真方白丸子** 真方白丸半夏附，南星天麻与川乌；
全蝎木香枳壳合，祛风化痰经络通

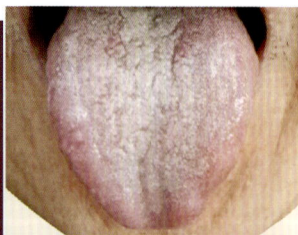

02 风阳上扰——苔白腻

主症 平素头晕头痛，耳鸣目眩，突然发生口眼㖞斜，舌强语謇。

上焦
❶ 头晕晕乎乎，头沉如裹——舌苔白腻，痰浊蒙窍；
❷ 心烦、心悸——舌尖质红与白苔相间，痰热扰心；

中焦
❸ 胁胀满——舌两边红为肝胆火盛；
❹ 反酸、口臭——舌中部浅黄苔，舌两边红，为痰浊＋肝火旺；

下焦
❺ 腰膝酸软、尿浊——舌根略有腻苔，为下焦痰浊，膀胱气化不利。

证机概要	肝火偏旺，阳亢化风，横窜络脉
治法	平肝潜阳，活血通络
方药	天麻钩藤饮加减
处方	天麻 10g、钩藤 10g、茯神 20g、川牛膝 10g、杜仲 10g、桑寄生 10g、栀子 20g、黄芩 10g、益母草 30g、夜交藤 20g、石决明（先煎）30g。 7 剂，水煎服，日 1 剂
方解	天麻、钩藤——平肝息风，为君药；石决明——咸寒质重，功能平肝潜阳，并能除热明目，与君药合用，加强平肝息风之力；川牛膝——引血下行，并能活血利水，共为臣药；杜仲、桑寄生——补益肝肾以治本；栀子、黄芩——清肝降火，以折其亢阳；益母草——合川牛膝活血利水，有利于平降肝阳，夜交藤、朱茯神——宁心安神，均为佐药

方歌 ▶ **天麻钩藤饮**　天麻钩藤石决明，杜仲牛膝桑寄生；
栀子黄芩益母草，茯神夜交安神宁

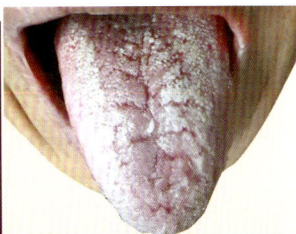

03 阴虚风动——舌暗红

主症 平素头晕耳鸣，腰酸，突然发生口眼㖞斜，言语不利，手指活动困难，甚或半身不遂。

上焦 ❶ 头晕——舌尖为心脑，舌尖暗红苔腻，阴精不足，痰油蒙窍；

❷ 心烦、心悸——舌尖红，热扰心神；

中焦 ❸ 胃灼热——舌中为脾胃，热灼津伤而有裂纹；

❹ 吃饭不香，或胀或饿——舌中部略有裂纹，为脾胃阴亏火旺；

下焦 ❺ 腰膝酸软——舌根红，有裂纹，肾阴不足。

证机概要	肝肾阴虚，风阳内动，风痰瘀阻经络
治法	滋阴潜阳，息风通络
方药	镇肝熄风汤加减
处方	白芍10g、玄参10g、天冬10g、代赭石（先煎）30g、茵陈（后下）10g、甘草10g、龟甲（先煎）20g、龙骨（先煎）20g、牡蛎（先煎）30g、怀牛膝10g、川楝子10g、生麦芽10g。7剂，水煎服，日1剂
方解	怀牛膝——归肝肾经，入血分，性善下行，故重用以引血下行，并有补益肝肾之效，为君；代赭石——质重沉降，镇肝降逆，合牛膝以引气血下行，急治其标；龙骨、牡蛎、龟甲、白芍——益阴潜阳，镇肝息风，共为臣药；玄参、天冬——下走肾经，滋阴清热，合龟甲、白芍滋水以涵木，滋阴以柔肝；肝为刚脏，性喜条达而恶抑郁，过用重镇之品，势必影响其条达之性，故又以茵陈、川楝子、生麦芽清泄肝热，疏肝理气，以遂其性，以上俱为佐药；甘草——调和诸药，合生麦芽能和胃安中，以防金石、介类药物碍胃为使

二、中腑脏闭证

闭证的主要症状是突然昏仆，不省人事，牙关紧闭，口噤不开，两手握固，大小便闭，肢体强痉。

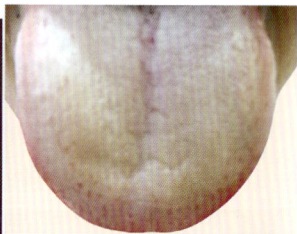

01 痰热腑实——多苔黄

主症 素有头痛眩晕，心烦易怒，突然发病，半身不遂，口舌歪斜，舌强语謇或不语，神识欠清或昏糊，肢体强急。

上焦 ❶ 头晕晕乎乎——舌胖，痰浊蒙窍；
❷ 胸闷脘痞——舌尖腻苔，为痰浊在胸；

中焦 ❸ 睡不醒——舌胖，苔白腻为痰湿困脾；
❹ 胃胀——舌中部浅黄腻苔，为湿浊碍胃；
❺ 口臭——痰湿碍胃，容易食滞不化；

下焦 ❻ 溲黄——痰浊下注膀胱；
❼ 腰困重——舌根腻苔为痰浊下注。

证机概要	痰热阻滞，风痰上扰，腑气不通
治法	通腑泄热，息风化痰
方药	桃仁承气汤加减
处方	桃仁 10g、芒硝（冲）10g、桂枝 10g、炙甘草 10g。7 剂，水煎服，日 1 剂
方解	桃仁——与芒硝合用，攻少腹之急结；桂枝——散急结之外寒；炙甘草——补中，以固其本

方歌 ▶ **桃仁承气汤** 桃核承气五般施，甘草硝黄并桂枝；淤热互结小腹胀，蓄血如狂最相宜

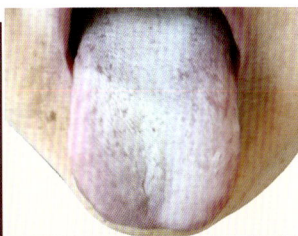

02 痰浊瘀闭——苔白腻

主症 面白唇暗，静卧不烦，四肢不温，痰涎壅盛。

上焦
❶ 慢性咽炎——舌尖中部凹陷，多为慢性咽炎；
❷ 胸闷气短——舌尖为心肺所属，凹陷为虚，苔白腻为痰浊在胸，阻遏气机；

中焦
❸ 胃胀、纳差——舌中部苔白腻，为痰浊阻滞，脾胃虚弱；
❹ 爱着急、爱生气、胁胀——舌两边红，属于肝胆火旺；

下焦
❺ 腰膝困重——舌根有腻苔，为痰浊阻滞。

证机概要	痰浊偏盛，阻壅清窍，内蒙心神，神机闭塞
治法	化痰息风，宣郁开窍
方药	涤痰汤加减
处方	党参 10g、茯苓 40g、甘草 10g、陈皮 10g、制南星 6g、半夏 10g、竹茹 10g、枳实 30g、石菖蒲 10g。 7 剂，水煎服，日 1 剂
方解	党参、茯苓、甘草——补心益脾而泻火；陈皮、制南星、半夏——燥湿而祛痰；竹茹——清燥开郁；枳实——破痰利膈；石菖蒲——开窍通心

方歌 ▶ **涤痰汤**

涤痰星菖夏陈草，参苓竹茹枳姜枣；
胆星菖蒲齐配入，主治风痰迷心窍

方歌

柴胡疏肝散	柴胡疏肝芍川芎，枳壳陈皮草香附； 疏肝行气兼活血，胁肋疼痛皆能除
血府逐瘀汤	血府当归生地桃，红花甘草壳赤芍； 柴胡芎桔牛膝等，血化下行不作劳
复元活血汤	复元活血汤柴胡，花粉当归山甲惧； 桃仁红花大黄草，损伤淤血酒煎去
《千金》犀角散	千金犀角名为散，急黄神昏最凶险； 山栀升麻与川连，因陈蒿可清肝胆
五苓散	五苓散治太阳府，泽泻白术与二苓； 温阳化气添桂枝，利便解表治水停
甘露消毒丹	甘露消毒蔻藿香，茵陈滑石木通菖； 芩翘贝母射干薄，湿热时疫是主方
大柴胡汤	大柴胡汤芩大黄，枳芍半夏枣生姜； 少阳阳明合为病，和解攻里效无双
茵陈蒿汤	茵陈蒿汤治阳黄，栀子大黄组成方； 栀子柏皮加甘草，茵陈四逆治阴黄
茵陈术附汤	医学心悟茵术附，干姜甘草肉桂辅， 健脾和胃温寒湿，阴黄此方病可除
逍遥散	逍遥散用当归芍，柴苓术草姜薄荷； 散郁除蒸功最捷，调经八味丹栀着
八珍汤	气血双补八珍汤，四君四物合成方； 煎加姜枣调营卫，气血亏虚服之康

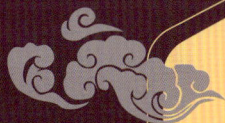

第陆章

肾系病证

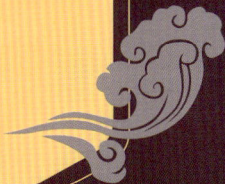

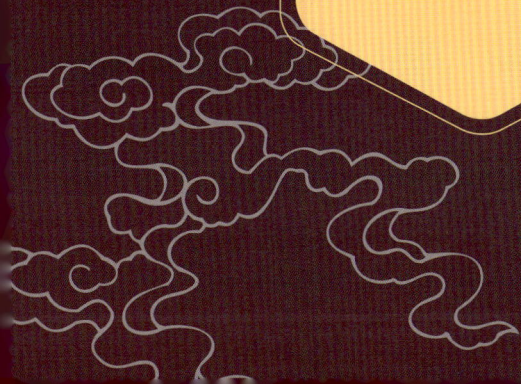

肾为先天之本，藏精，为人体生长、发育、生殖之源，生命活动之根。由于肾所藏之精是机体生长、发育和生殖的主要物质基础，因此肾的藏精功能减退，不仅可因精关不固而致遗精、早泄，还可由于精气不足而影响机体的生殖能力，导致阳痿、不育。

肾主水液，在调节人体水液平衡方面起着极为重要的作用。若肾中精气的蒸腾气化失司，可导致水液运化障碍，出现水肿、癃闭等病证；肾与膀胱相通，若肾与膀胱气化失司，水道不利，可导致小便频急、淋沥不尽、尿道涩痛的淋证。

根据肾的生理功能和病机变化特点，我们将水肿，癃闭、淋证，阳痿、遗精，早泄等归属于肾系病证。

此外，肾与其他脏腑的关系也非常密切，肾阴亏虚，水不涵木，肝阳上亢，可致眩晕；肾水不足，阴不济阳，虚火上越，心肾不交，可致心悸、不寐；肾不纳气，气不归原，可致哮喘；肾阳虚衰，火不燠土，可致五更泄泻；肾精亏损，脑髓失充，可致健忘、痴呆，依据其病证整体相关性，分别隶属于各个脏腑系统。临证时，应注意脏腑之间的关联，随证处理。

第一节　水肿

水肿是指体内水液潴留，泛滥肌肤，表现为以头面、眼睑、四肢、腹背，甚至全身浮肿为特征的一类病证。

一、阳水

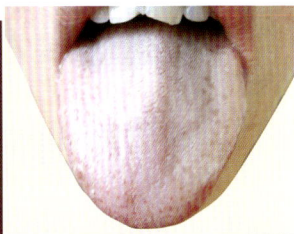

01 风水相搏——舌较胖

主症 眼睑浮肿，继则四肢及全身皆肿。

上焦 ❶ 心烦、心悸——舌尖略红，热扰心神；
❷ 失眠——舌尖略红，火扰神明；
中焦 ❸ 胃胀——舌质胖为脾虚湿滞，中气不足；
下焦 ❹ 腰膝酸软，下肢冷——舌根质胖，为肾阳不足。

证机概要	风水夹热之水肿证
治法	宣肺清热，祛风利水
方药	越婢加术汤加减
处方	麻黄 6g、杏仁 10g、防风 10g、石膏（先煎）30g、白术 60g、茯苓 40g、泽泻 20g、车前子（包）20g、黄芩 10g、浮萍 6g、桑白皮 10g。 7 剂，水煎服，日 1 剂
方解	本方有宣肺清热、祛风利水之功效，主治风水夹热之水肿证。 麻黄、杏仁、防风、浮萍——疏风宣肺；白术、茯苓、泽泻、车前子——淡渗利水；石膏、桑白皮、黄芩——清热宣肺

方歌

越婢加术汤	越婢汤＋白术
越婢汤	越婢身肿属风多，二草三姜十二枣； 石膏八两六麻和，发汗解表利水妥

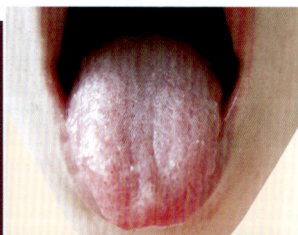

02 湿毒侵淫——舌胖大

主症 眼睑及全身浮肿，皮肤光亮。

上焦
❶ 心烦、心悸——舌尖红，热扰心神；
❷ 失眠——舌尖红，火扰神明；
❸ 手心热——手厥阴心包经、手少阴心经均到手，心火旺所致；
❹ 慢性咽炎——舌尖中部凹陷，多为慢性咽炎；

中焦
❺ 胃胀、纳差——舌中凹陷为脾胃虚弱；
❻ 胁胀满——舌两边胖大，为肝胆湿热；

下焦
❼ 腰膝酸软，下肢冷——舌根凹陷，为肾阳不足。

证机概要	疮毒内归脾肺，三焦气化不利，水湿内停
治法	宣肺解毒，利湿消肿
方药	麻黄连翘赤小豆汤合五味消毒饮加减
处方	麻黄 6g、杏仁 10g、桑白皮 10g、赤小豆 30g、金银花 10g、野菊花 10g、蒲公英 10g、紫花地丁 10g、紫背天葵 10g。 7 剂，水煎服，日 1 剂
方解	前方宣肺利尿，治风水在表之水肿；后方清解热毒，治疮毒内归之水肿。二方合用共起宣肺利水，清热解毒之功，主治痈疡疮毒或乳蛾红肿而诱发的水肿。 麻黄、杏仁、桑白皮、赤小豆——宣肺利水；金银花、野菊花、蒲公英、紫花地丁、紫背天葵——清热解毒

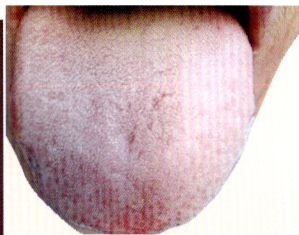

03 水湿浸渍——胖白舌

主症 全身水肿，下肢明显，按之没指。

上焦
1. 头晕晕乎乎——舌胖，湿浊蒙窍；
2. 胸闷气短——气血亏虚及湿浊在胸，胸阳不振；

中焦
3. 胃胀——舌胖，寒湿困脾，脾阳不振；

下焦
4. 腰膝酸软，身体困重——舌胖，脾肾阳虚。

证机概要	寒湿伤及脾阳，水湿不化
治法	健脾化湿，通阳利水
方药	五皮饮合胃苓汤
处方	陈皮 10g、肉桂 10g、大腹皮 10g、茯苓皮 20g、白术 20g、茯苓 20g、苍术 10g、生姜皮 10g、厚朴 10g、猪苓 10g、泽泻 20g、桑白皮 10g。 7 剂，水煎服，日 1 剂
方解	前方利水消肿，理气健脾制外泛之水湿，后方祛湿和胃，行气利水除内胜之水湿。二方合用消内、外之水湿。桑白皮、陈皮、大腹皮、茯苓皮、生姜皮——化湿行水；白术、茯苓——健脾化湿；苍术、厚朴——燥湿健脾；猪苓、泽泻——利尿消肿；肉桂——温阳化气行水

方歌	五皮饮	五皮饮用五般皮，陈苓姜桑大腹皮； 或用五加去桑白，脾虚腹胀颇相宜
	五苓散	五苓散治太阳腑，白术泽泻猪苓茯； 桂枝化气兼解表，小便通利水饮逐

二、阴水

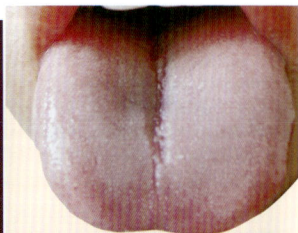

01 肾阳衰微——舌胖大

主症 反复水肿，腰以下甚，按之凹陷不起，面色㿠白。

上焦
❶ 胸闷气短——舌尖为心肺所属，凹陷为虚，胸阳不振；
❷ 慢性咽炎——舌尖中部凹陷，多为慢性咽炎；
❸ 打呼噜——舌胖，水湿遏阻；

中焦
❹ 胃胀、纳差——舌中凹陷为脾胃虚弱，舌胖大为脾肾阳虚兼有水湿泛滥；

下焦
❺ 腰膝酸软，下肢冷——舌根凹陷，为肾阳不足；
❻ 痔疮——舌中部凹陷。

证机概要	脾肾阳虚，水寒内聚
治法	温肾助阳，化气行水
方药	济生肾气丸合真武汤加减
处方	熟地黄 40g、牡丹皮 10g、泽泻 20g、山茱萸 40g、茯苓 20g、山药 40g、牛膝 10g、车前子（包）20g。7 剂，水煎服，日 1 剂
方解	诸症皆由肾阳不足，温煦无能，气化失司，水液代谢失常而致，治宜温肾助阳，"益火之源，以消阴翳"，辅以化气利水。方中熟地黄滋阴补肾生精，配伍山茱萸、山药补肝养脾益精；泽泻、茯苓利水渗湿，牡丹皮活血化瘀；车前子利水，牛膝导下

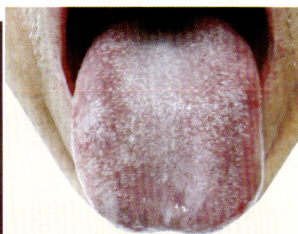

02 瘀水互结——舌紫暗

主症 水肿延久不退，下肢皮肤瘀斑。

上焦
1. 胸痛、胸闷、心悸——舌尖紫暗，瘀阻心络；
2. 失眠——多梦见棺材、死人；

中焦
3. 胁胀满或刺痛——舌边瘀暗，舌胖大，为肝胆湿热，瘀血阻滞；

下焦
4. 腰膝酸软、盗汗——舌胖为水湿停聚腰府；质暗红，有肾阴亏虚，阴亏血瘀之象。

症状	肿势轻重不一，四肢或全身浮肿，或伴以腰部刺痛，水肿兼夹瘀血，舌紫暗，苔白，脉沉细涩
证机概要	水停湿阻，气滞血瘀，三焦气化不利
治法	活血祛瘀，化气行水
方药	桃红四物汤合五苓散加减
处方	当归10g、赤芍20g、川芎20g、益母草30g、桃仁10g、红花10g、丹参30g、凌霄花10g、桂枝10g、茯苓20g、泽泻20g、附子（先煎）10g、路路通20g、车前子（包）20g。 7剂，水煎服，日1剂
方解	前方活血化瘀，后方通阳行水，适用于水肿兼夹瘀血者或水肿久病之患者。 当归、赤芍、川芎、丹参——养血活血；益母草、红花、凌霄花、路路通、桃仁——活血通络；桂枝、附子——通阳化气；茯苓、泽泻、车前子——利水消肿

第二节　淋证

淋证是指以小便频数短涩、淋沥刺痛、小腹拘急引痛为主症的病证。

01 热淋——苔少舌质红

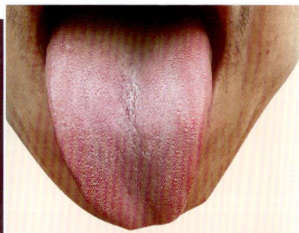

主症 尿频、尿急、尿灼痛。

上焦
1. 心烦、心悸——舌尖红，热扰心神；
2. 失眠——舌尖红，火扰神明；
3. 手心热——手厥阴心包经、手少阴心经均到手，心火旺所致；
4. 口干、咽干——心火旺盛；
5. 慢性咽炎——舌尖中部凹陷，多为慢性咽炎；

中焦
6. 反酸、口臭——舌中部凹陷，质红，为胃火旺，胃热上逆；

下焦
7. 腰膝酸软——舌根凹陷为肾虚；
8. 溲黄浊——舌根略有黄苔，为湿浊下注膀胱；
9. 五心烦热——舌红少苔，心火旺兼有肾阴亏虚，虚热内生。

证机概要	清热利湿通淋
治法	湿热蕴结下焦，膀胱气化失司
方药	八正散加减
处方	瞿麦 20g、萹蓄 10g、萆薢 20g、车前子（包）20g、大黄 6g、黄柏 10g、蒲公英 10g、紫花地丁 10g、滑石（先煎）20g。 7 剂，水煎服，日 1 剂
方解	本方具有清热解毒、利湿通淋之功效，适用于湿热熏蒸下焦之热淋。 瞿麦、萹蓄、车前子、滑石、萆薢——利湿通淋；大黄、黄柏、蒲公英、紫花地丁——清热解毒

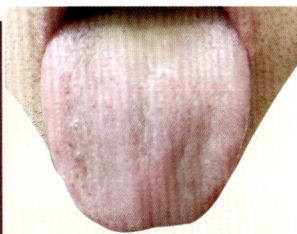

02 石淋——舌胖苔黄腻

主症 腰绞痛，尿浊（B超示：双侧肾水肿，膀胱中端充盈；尿常规：红细胞+++）。

上焦 ❶头晕晕乎乎——舌胖，苔浅黄，为湿浊蒙窍；
❷胸闷气短——湿浊阻遏胸阳，胸阳不振；
❸慢性咽炎——舌尖中部凹陷，多为慢性咽炎；

中焦 ❹胃胀、纳差——舌中凹陷且质胖大，为脾胃虚弱，湿阻中焦；

下焦 ❺腰膝酸软——舌根腻苔，为下焦湿热；
❻溲黄浊、尿等待——为湿热蕴结下焦。

证机概要	湿热蕴结下焦，尿液煎熬成石，膀胱气化失司
治法	清热利湿，排石通淋
方药	石韦散加减
处方	瞿麦20g、萹蓄10g、通草10g、滑石（先煎）20g、金钱草40g、海金沙20g、鸡内金20g、石韦20g、虎杖10g、王不留行20g、牛膝10g、穿山甲（先煎）10g、青皮10g、乌药20g、沉香（冲）5g。 7剂，水煎服，日1剂
方解	本方清热利湿，排石通淋，适用于各种石淋。 瞿麦、萹蓄、通草、滑石——清热利湿通淋；金钱草、海金沙、鸡内金、石韦——排石化石；穿山甲、虎杖、王不留行、牛膝——活血软坚；青皮、乌药、沉香——理气导滞

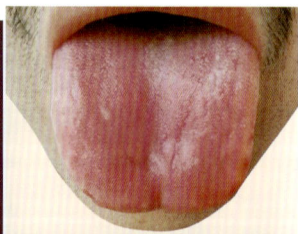

03 血淋——舌红舌干燥

主症 小便热涩刺痛，尿色深红，心烦。

上焦
❶ 心烦、心悸——舌尖红，热扰心神；
❷ 失眠——舌尖红，火扰神明；
❸ 手心热——手厥阴心包经、手少阴心经均到手，心火旺所致；
❹ 口干、咽干——心火旺盛；

中焦
❺ 易饥饿——舌中红，为胃火旺盛，消谷善饥；

下焦
❻ 小便灼热——舌胖大，舌根红，为湿热下注膀胱。

证机概要	湿热下注膀胱，热甚灼络，迫血妄行
治法	清热通淋，凉血止血
方药	小蓟饮子加减
处方	小蓟10g、生地黄10g、白茅根30g、墨旱莲10g、通草10g、生甘草梢6g、山栀子10g、滑石（先煎）20g、当归10g、蒲黄10g、土大黄10g、三七（冲）6g、马鞭草10g。 7剂，水煎服，日1剂
方解	本方清热通淋，凉血止血，用于湿热炽盛，损伤血络而致的血淋。 小蓟、生地黄、白茅根、墨旱莲——凉血止血；通草、生甘草梢、山栀子、滑石——清热泻火通淋；当归、蒲黄、土大黄、三七、马鞭草——通络止血

方歌 ▶ **小蓟饮子**　小蓟饮子藕蒲黄，通草滑石生地裹；
栀子竹叶当归草，血淋热结服之康

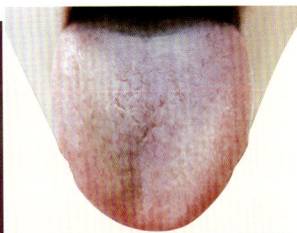

04 气淋——舌红苔薄白

主症 近期大怒后，小便不通，少腹胀满疼痛。

上焦 ❶ 心烦、心悸——舌尖红，热扰心神；
❷ 失眠——舌尖红，火扰神明；
❸ 手心热——手厥阴心包经、手少阴心经均到手，心火旺所致；
❹ 口干、咽干——心火旺盛；

中焦 ❺ 口臭——舌中和舌边红，肝火、胃火旺盛；

下焦 ❻ 腰酸——舌根中部白苔，舌根两侧舌质红，为下焦寒热交杂，久则容易出现泌尿系感染。

证机概要	气机郁结，膀胱气化不利
治法	理气疏导，通淋利尿
方药	沉香散加减
处方	橘皮 10g、当归 10g、白芍 30g、沉香（冲）3g、石韦 20g、青皮 10g、乌药 20g、滑石（先煎）20g、冬葵子 10g、王不留行 20g、小茴香 20g。 7 剂，水煎服，日 1 剂
方解	本方理气柔肝，利尿通淋，用于肝郁气滞之气淋。 沉香、橘皮——理气；当归、白芍——柔肝；石韦、滑石、冬葵子、王不留行——利尿通淋；青皮、乌药、小茴香——疏通肝气

方歌 ▶ **沉香散** 沉香散将结石摧，橘皮白芍滑石飞；
甘草冬葵和石韦，当归不留谁还追

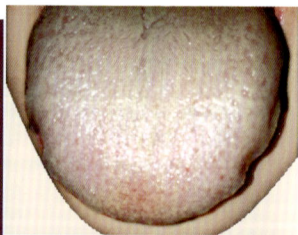

05 膏淋——舌胖苔黄腻

主症 小便浑浊,伴有絮状凝块物,或混有血液、血块,尿道热涩疼痛,排尿不畅,口干

上焦 ❶ 头晕晕乎乎,头沉如裹——舌胖,苔黄腻,痰浊蒙窍;
❷ 胸闷气短——舌胖,苔黄腻,痰浊蒙蔽胸阳;
❸ 健忘——痰浊蒙蔽清窍;

中焦 ❹ 嗳气,胃胀——舌中部为脾胃,黄腻苔为湿热中阻,气机不畅,胃失和降;

下焦 ❺ 腰膝酸软——湿热下注腰府;
❻ 溲黄浊——湿热下注膀胱。

证机概要	湿热下注,阻滞络脉,脂汁外溢
治法	清热利湿,分清泄浊
方药	程氏萆薢分清饮加减
处方	萆薢 20g、石菖蒲 10g、黄柏 10g、车前子(包)20g、水蜈蚣 6g、向日葵心 10g、莲子心 10g、连翘心 10g、牡丹皮 20g、灯心草 10g。 7 剂,水煎服,日 1 剂
方解	本方清热利湿通淋,分清泄浊,用于湿热下注所致的膏淋。 萆薢、石菖蒲、黄柏、车前子——清热利湿;水蜈蚣、向日葵心——分清泌浊;莲子心、连翘心、牡丹皮、灯心草——清心泄热

方歌 ▶ 程氏萆薢分清饮　　萆薢分清程氏批,苓术车前湿热医;
莲心菖蒲能开窍,黄柏丹参热与淤

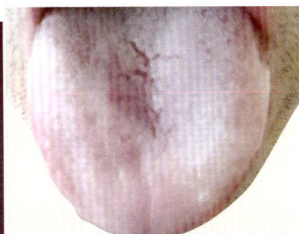

06 劳淋——舌淡人多累

主症 小便淋沥不已，过劳即发，腰膝酸软，神疲乏力。

上焦 ❶ 慢性咽炎——舌尖中部凹陷，多为慢性咽炎；
❷ 气短——舌尖质淡红，心血不足；

中焦 ❸ 胃胀、纳呆——舌淡胖，舌中部凹陷为脾胃亏虚，气血乏源，湿阻中焦；

下焦 ❹ 腰膝酸软——舌质淡胖，为脾肾阳虚；
❺ 四肢寒凉——肾阳不足；
❻ 尿等待——脾肾阳虚，气血亏虚，膀胱气化无力。

证机概要	湿热留恋，脾肾两虚，膀胱气化无权
治法	补脾益肾
方药	无比山药丸加减
处方	山茱萸 20g、菟丝子 20g、芡实 20g、金樱子 10g、煅牡蛎（先煎）30g、五味子 10g、赤石脂 10g、肉苁蓉 10g、山药 20g、茯苓 20g、泽泻 20g。 7 剂，水煎服，日 1 剂
方解	本方有健脾利湿、益肾固涩之功。 山茱萸、菟丝子、芡实、金樱子、煅牡蛎、五味子、赤石脂、肉苁蓉——益肾固摄；山药、茯苓、泽泻——健脾利湿

方歌 ▶ **无比山药丸**　无比山药起沉疴，石脂都气丹皮割；
苁蓉菟丝巴戟肉，牛膝杜仲煮汤喝

附　尿浊

尿浊是以小便浑浊，白如泔浆，尿时无涩痛不利感为主症的疾患。西医学中的乳糜尿多属本病范围。

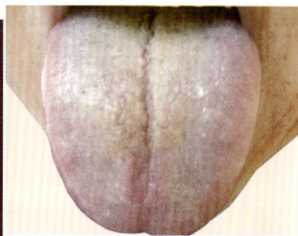

01 湿热下注——苔黄腻

主症 小便浑浊。

上焦 ❶ 头晕晕乎乎——舌胖，湿浊蒙窍；
❷ 胸闷气短——气血亏虚及湿浊在胸，胸阳不振；
❸ 慢性咽炎——舌尖中部凹陷，多为慢性咽炎；

中焦 ❹ 口臭——舌中部苔腻，为湿浊不化上逆；
❺ 胃胀——舌中部黄腻苔，为湿浊碍胃；

下焦 ❻ 腰困重——舌根腻苔为湿浊下注；
❼ 溲黄浑浊——湿浊下注膀胱。

证机概要	过食肥甘，中焦湿热，脾失升降，清浊不分
治法	清热利湿，分清泄浊
方药	程氏萆薢分清饮加减
处方	萆薢 20g、石菖蒲 10g、黄柏 10g、茵陈 30g、牡丹皮 10g、灯心草 10g、连翘心 10g、车前子（包）20g、莲子心 10g、滑石（先煎）20g。 7 剂，水煎服，日 1 剂
方解	本方清利湿热，分清泄浊，用于脾胃湿热下注膀胱之尿浊。 萆薢、石菖蒲、黄柏、茵陈、滑石、车前子——清热利湿泄浊；莲子心、连翘心、牡丹皮、灯心草——健脾清心

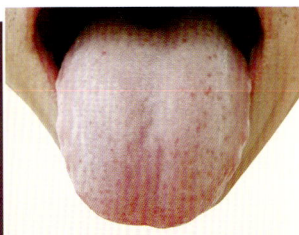

02 脾虚气陷——舌淡胖

主症 尿混浊如白浆，小腹坠胀。

上焦 ❶ 头晕——舌胖，质淡，气血不足，脑府失养；
❷ 胸闷、气短——气血亏虚及湿浊在胸，胸阳不振；
中焦 ❸ 胃胀、畏寒——舌质淡胖，为脾胃阳虚；
下焦 ❹ 腰酸困重——舌质淡胖，脾肾阳虚，气血亏虚。

证机概要	病久脾虚气陷，精微下泄
治法	健脾益气，升清固摄
方药	补中益气汤加减
处方	党参 10g、黄芪 20g、白术 20g、益智仁 10g、山药 20g、莲子 10g、芡实 10g、金樱子 10g、升麻 10g、柴胡 10g、乌药 20g、青皮 10g、郁金 10g。 7 剂，水煎服，日 1 剂
方解	本方补中益气，升清降浊，用于中气下陷，精微下泄之尿浊。 党参、黄芪、白术——补益中气；山药、益智仁、金樱子、莲子、芡实——健脾固摄；升麻、柴胡——升清降浊；乌药、青皮、郁金——疏利肝气

方歌 ▶ **补中益气汤**　补中益气芪术陈，升柴参草当归身；
升阳举陷功独擅，气虚发热亦堪珍

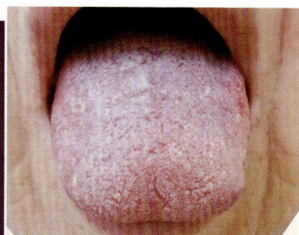

03 肾虚不固——舌苔白

主症 小便乳白如脂膏，精神萎靡，消瘦无力，腰膝酸软，头晕耳鸣。

上焦 ❶ 健忘——舌尖平，质淡又有点红（可以从舌两边看出），为阴阳俱虚，气血不足，清窍失养；

中焦 ❷ 胃胀、纳差——舌中部苔白为脾胃虚弱；

下焦 ❸ 腰膝酸软，形寒肢冷——舌根淡白，为肾阳不足。

证机概要	肾失固摄，脂液下漏
治法	偏肾阴虚者，宜滋阴益肾；偏肾阳虚者，宜温肾固摄
方药	偏肾阴虚者，用知柏地黄丸加减；偏肾阳虚者，鹿茸固涩丸加减
处方	熟地黄20g、山药20g、山茱萸10g、枸杞子10g、鹿茸（冲）3g、附子（先煎）10g、菟丝子20g、肉桂10g、芡实10g、桑螵蛸10g、龙骨（先煎）30g、益智仁10g、茯苓20g、泽泻20g、补骨脂10g。 7剂，水煎服，日1剂
方解	前方滋养肾阴，用于肾阴不足之尿浊；后方温肾固摄，用于肾阳虚衰之尿浊。 熟地黄、山药、山茱萸、枸杞子——滋养肾阴；鹿茸、附子、菟丝子、肉桂、补骨脂——温补肾阳；桑螵蛸、龙骨、益智仁、芡实——收敛固摄；茯苓、泽泻——利湿健脾

方歌 ▶ **鹿茸固涩丸** 鹿茸固涩参芪菟，螵蛸莲肉苓桂药；附桑五味龙骨脂，温肾涩精虚又冷

第三节　癃闭

癃闭是以小便量少，排尿困难，甚则小便闭塞不通为主症的一种病证。其中小便不畅，点滴而短少，病势较缓者称为癃；小便闭塞，点滴不通，病势较急者称为闭。

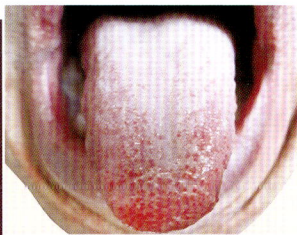

01 肺热壅盛——舌尖红

主症 小便不畅，咽干咽痛，烦渴，咳嗽。

上焦
❶ 心烦、心悸——舌尖红，热扰心肺；
❷ 失眠——舌尖红，火扰神明；
❸ 口干、咽干——心肺火旺；

中焦
❹ 略有胃寒——舌中略有凹陷，苔薄白；

下焦
❺ 腰膝酸软——舌根苔白，质淡，为肾阳不足；
❻ 此舌为上热下寒、中焦弱的舌象。

证机概要	肺热壅盛，失于肃降，不能通调水道，无以下输膀胱
治法	清泄肺热，通利水道
方药	清肺饮加减
处方	黄芩10g、麦冬10g、猪苓10g、桑白皮10g、芦根30g、茯苓20g、泽泻20g、天花粉20g、地骨皮10g、车前子（包）20g、鱼腥草30g。 7剂，水煎服，日1剂
方解	本方清肺泄热利水，适用于热壅肺气，气不布津之癃闭。黄芩、桑白皮、鱼腥草——清泄肺热；麦冬、芦根、天花粉、地骨皮——清肺生津养阴；车前子、茯苓、泽泻、猪苓——通利小便

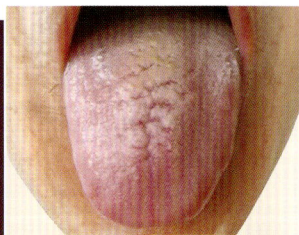

02 膀胱湿热——舌质红

主症 小便点滴不通，口黏口苦（脑中风后遗症患者）。

上焦
1. 心烦、心悸——舌尖红，热扰心神；
2. 失眠——舌尖红，火扰神明；
3. 手心热——手厥阴心包经、手少阴心经均到手，心火旺所致；
4. 口干、咽干——心火旺盛；

中焦
5. 胃胀、口黏——舌中部黄腻苔，为湿热困脾；
6. 口苦、脾气大——舌两边红，为肝胆火盛；推测此病人脑卒中为肝胆火旺所致；

下焦
7. 尿黄油——舌根黄腻苔，为湿热壅结下焦，膀胱气化不利。

证机概要	湿热壅结下焦，膀胱气化不利
治法	清利湿热，通利小便
方药	八正散加减
处方	黄柏10g、山栀子10g、大黄6g、滑石20g、瞿麦20g、萹蓄10g、茯苓20g、泽泻20g、车前子（包）20g。 7剂，水煎服，日1剂
方解	本方有清热利湿、通利小便之功效，适用于湿热蕴结膀胱之排尿不畅，小便黄赤灼热等症。 黄柏、山栀子、大黄、滑石——清热利湿；瞿麦、萹蓄、茯苓、泽泻、车前子——通利小便

方歌 ▶ **八正散**　八正通草与车前，萹蓄大黄滑石研；草梢瞿麦兼栀子，再加灯芯热淋蠲

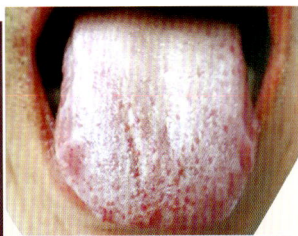

03 肝郁气滞——舌质胖

主症 小便不通，情志抑郁，胁腹胀满。

上焦 ❶ 头晕晕乎乎——舌胖，苔白，舌尖略有红刺点，为脾虚湿浊兼有热，湿热熏蒸则蒙蔽清窍；

❷ 胸闷、气短——舌尖胖大略有红刺点，苔白为湿困胸阳，胸阳不振；

中焦 ❸ 胁胀——舌两边胖大且有齿痕，亦为湿浊阻滞胸胁，气机不畅；

❹ 胃胀，口臭——舌胖，舌中部苔略厚又腻，为脾胃虚弱兼有湿浊，则脾胃运化失司，浊气升腾；

下焦 ❺ 腰膝酸软，下肢冷——舌根白为肾阳不足，不能温养腰府及四肢，阳气不达四末。

证机概要	肾阳不足，气化无权
治法	温肾通阳，化气行水
方药	济生肾气丸合沉香散加减
处方	肉桂 6g、桂枝 10g、地黄 20g、附子（先煎）10g、山药 20g、茯苓 20g、泽泻 20g、山茱萸 10g、车前子（包）20g。 7 剂，水煎服，日 1 剂
方解	本方温肾通阳，化气行水，适用于肾阳不足，气化无权之癃闭。 附子、肉桂、桂枝——温肾通阳；地黄、山药、山茱萸——补肾滋阴；车前子、茯苓、泽泻——利尿

方歌 ▶ 沉香散

沉香散将结石摧，橘皮白芍滑石飞；
甘草冬葵和石韦，当归不留谁还追

第四节　阳痿

阳痿是指成年男子性交时，由于阴茎痿软不举，或举而不坚，或坚而不久，无法进行正常性生活的病证。但对发热、过度劳累、情绪反常等因素造成的一时性阴茎勃起障碍，不能视为病态。

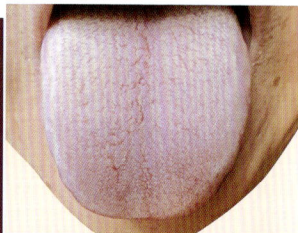

01 命门火衰——舌淡胖

主症 阳事不举，神疲倦怠，腰膝酸软，夜尿频。

上焦 ❶ 气短——舌质淡，肺气不足；

中焦 ❷ 纳呆——舌淡胖，脾胃虚弱，气血乏源；

下焦 ❸ 腰膝酸软，夜尿频——肾阳虚弱，真火不足。

证机概要	命门火衰，精气虚冷，宗筋失养
治法	温肾壮阳
方药	赞育丸加减
处方	巴戟天 20g、肉桂 10g、仙灵脾 20g、韭菜子 20g、熟地黄 30g、山茱萸 20g、枸杞子 20g、当归 10g。 7 剂，水煎服，日 1 剂
方解	本方功效温补肾阳，兼以滋养肾阴，适用于真火不足，阳虚精衰。 巴戟天、肉桂、仙灵脾、韭菜子——壮命门之火；熟地黄、山茱萸、枸杞子——滋补肝肾；当归——滋阴养血，从阴求阳

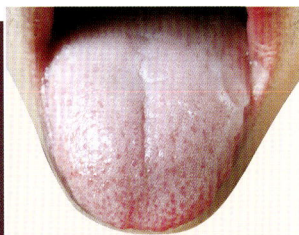

02 心脾亏虚——舌多胖

主症 阳痿不举，心悸，失眠多梦，神疲乏力。

上焦 ❶ 胸闷、心悸——舌尖略红，质胖，为湿热阻遏气机；
❷ 失眠、嗜睡——舌尖红，为火扰神明，但舌质胖又兼有气血不足，多眠睡，所以此类病人睡后会很累；

中焦 ❸ 胃胀、纳差——舌中凹陷为脾胃虚弱；
❹ 神疲乏力——气血亏虚；

下焦 ❺ 腰膝酸软——舌根凹陷为肾阳不足。

证机概要	心脾两虚，气血乏源，宗筋失养
治法	益气健脾，养心补血
方药	归脾汤加减
处方	党参 10g、黄芪 10g、白术 10g、仙灵脾 10g、当归 10g、熟地黄 20g、酸枣仁 30g、补骨脂 10g、茯苓 20g、远志 10g、香附 10g、阳起石 10g、九香虫 10g、木香 6g、栀子 10g。 7 剂，水煎服，日 1 剂
方解	本方有益气健脾、养心补血的作用，适用于心脾不足，气血虚弱者。 党参、黄芪、白术、茯苓——补气助运；当归、熟地黄、酸枣仁、远志——养血安神；仙灵脾、补骨脂、九香虫、阳起石——温补肾阳；木香、香附——理气解郁；栀子——清其胸中烦热

方歌 归脾汤

归脾汤用参术芪，归草茯神远志齐；
酸枣木香龙眼肉，煎加姜枣益心脾

03 肝郁不舒——舌边红

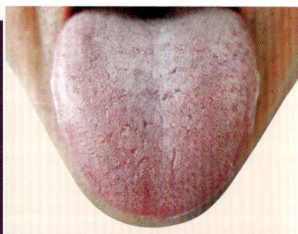

主症 阳事不起，或起而不坚，心情抑郁，胸胁胀痛，脘闷不适。

上焦
❶ 心烦、心悸——舌尖红，热扰心神；
❷ 失眠——舌尖红，火扰神明；
❸ 手心热——手厥阴心包经、手少阴心经均到手，心火旺所致；
❹ 口干、咽干——心火旺盛；

中焦 ❺ 胁胀满——舌两边红为肝胆火盛；

下焦 ❻ 腰膝酸软——舌根质胖，肾阳虚弱。

证机概要	肝郁气滞，血行不畅，宗筋所聚无能
治法	疏肝解郁
方药	逍遥散加减
处方	柴胡 10g、香附 10g、当归 10g、白芍 20g、白术 20g、茯苓 20g、甘草 10g。 7 剂，水煎服，日 1 剂
方解	柴胡、香附——疏肝解郁；当归、白芍——养血，以涵其肝；白术、茯苓、甘草——健脾，以培其本

方歌 ▶ 逍遥散

逍遥散用当归芍，柴苓术草加姜薄；
肝郁血虚脾胃弱，调和肝脾功效卓

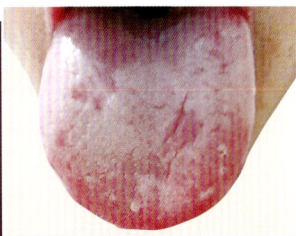

04 惊恐伤肾——舌少苔

主症 阳痿不振，心悸易惊。

上焦 ❶ 失眠——舌尖红，火扰神明；

中焦 ❷ 胃胀、纳差——舌中部苔白为脾胃虚弱；

下焦 ❸ 腰膝酸软——舌根凹陷，舌中下部舌苔或有或无，多见气血衰败，肾阴亏虚。

证机概要	惊恐伤肾
治法	益肾宁神
方药	启阳娱心丹加减
处方	郁金 20g、当归 10g、白芍 20g、川楝子 10g、生地黄 10g、枸杞子 10g。 7 剂，水煎服，日 1 剂
方解	本方理气开郁，养血健脾，适用于肝气郁结，气机阻滞之证。 郁金、川楝子——疏肝理气；当归、白芍、生地黄、枸杞子——养血柔肝

方歌

启阳娱心丹	启阳娱心四君归，砂仁神曲药橘红； 柴胡菟丝山药枣，芍远志蒲平惊恐
赞育丸	赞育苁蓉巴戟天，舌床韭子归二仙； 熟地桂附杜仲炭，白术枸杞山萸肉

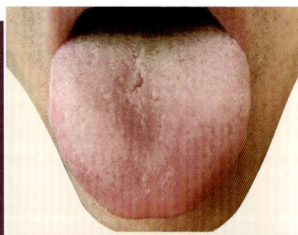

05 湿热下注——舌根腻

主症 阴茎痿软，阴囊潮湿，瘙痒腥臭，小便赤涩灼痛，胁胀腹闷，肢体困倦。

上焦
❶ 心烦、心悸——舌尖红，热扰心神；
❷ 失眠——舌尖红，火扰神明；

中焦
❸ 胃胀、纳差——舌中凹陷为脾胃虚弱；
❹ 胁胀满——舌两边胖大，质略红，为肝胆湿热；

下焦
❺ 腰膝酸软——舌根腻苔，为下焦湿热；
❻ 溲黄——湿热下注膀胱；
❼ 阴囊潮湿——湿热下注宗筋。

证机概要	湿热下注肝经，宗筋经络失畅
治法	清利湿热
方药	龙胆泻肝汤加减
处方	牡丹皮10g、山栀子10g、黄芩10g、龙胆草6g、通草10g、香附10g、泽泻20g、土茯苓20g、柴胡10g、香附10g、当归10g、车前子（包）20g、生地黄10g、牛膝10g。 7剂，水煎服，日1剂
方解	本方清热利湿，泻肝坚阴，适用于湿热下注肝经之证。龙胆草、牡丹皮、山栀子、黄芩——清肝泻火；通草、车前子、泽泻、土茯苓——清利湿热；柴胡、香附——疏肝理气；当归、生地黄、牛膝——凉血坚阴

方歌 ▶ **龙胆泻肝汤**　龙胆泻肝栀芩柴，生地车前泽泻开；
通草甘草当归同，肝经湿热力能排

第五节 遗精

遗精是指不因性生活而精液遗泄的病证。其中因梦而遗精的称"梦遗"，无梦而遗精，甚至清醒时精液流出的谓"滑精"。必须指出，凡成年未婚男子，或婚后夫妻分居，长期无性生活者，1 个月遗精 1 ~ 2 次属生理现象，如遗精次数过多，每周 2 次以上，或清醒时流精，并有头晕、精神萎靡、腰腿酸软、失眠等症，则属病态。

01 劳伤心脾——舌质淡

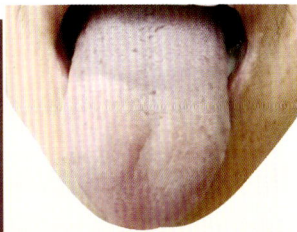

主症 劳则遗精，失眠健忘，面色萎黄，神疲乏力。

上焦 ❶ 胸闷气短——舌尖为心肺，舌质胖，质淡，苔薄白，为心阳不足，心血亏虚；

中焦 ❷ 胃胀、纳差——舌中凹陷为脾胃虚弱；

❸ 乏力，易疲劳——舌胖大，质淡，脾胃虚弱，气血亏虚，四肢不养；

下焦 ❹ 腰膝酸软，下肢冷——舌根质胖淡，为肾阳不足，四肢不温。

证机概要	心脾两虚，气虚神浮
治法	调补心脾，益气摄精
方药	妙香散加减
处方	党参10g、黄芪20g、山药20g、茯神20g、远志10g、木香6g、桔梗10g、升麻10g。 7 剂，水煎服，日 1 剂
方解	本方益气生精，养心安神，适用于心脾气虚，气不摄精的遗精。党参、黄芪、山药——益气生精；茯神、远志——清心调神；木香、桔梗、升麻——理气升清

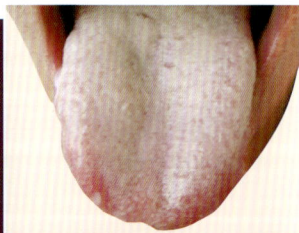

02 湿热下注——舌根腻

主症 遗精时作，小溲黄赤。

上焦 ❶ 心烦心悸——舌尖红，热扰心神，右侧有溃疡白点；
❷ 慢性咽炎——舌尖中部凹陷，多为慢性咽炎；

中焦 ❸ 胃胀、纳差——舌中凹陷为脾胃虚弱；
❹ 胁胀满——舌两边胖大，质略红，为肝胆湿热；

下焦 ❺ 腰膝酸软——舌根腻苔，为下焦湿热；
❻ 溲黄——湿热下注膀胱；
❼ 阴囊潮湿——湿热下注宗筋。

证机概要	湿热蕴滞，下扰精室
治法	清热利湿
方药	程氏萆薢分清饮加减
处方	萆薢 20g、黄柏 10g、茯苓 20g、车前子（包）20g、莲子心 10g、石菖蒲 10g、丹参 30g、白术 20g、薏苡仁 60g。 7 剂，水煎服，日 1 剂
方解	本方清化湿热，通利湿浊，适用于脾胃湿热下扰精室而成的遗精。 萆薢、黄柏、茯苓、车前子——清热利湿；莲子心、石菖蒲、丹参——清心安神；白术、薏苡仁——健脾化湿

方歌 ▶ 程氏萆薢分清饮　　萆薢分清程氏批，苓术车前湿热医；
莲心菖蒲能开窍，黄柏丹参热与瘀

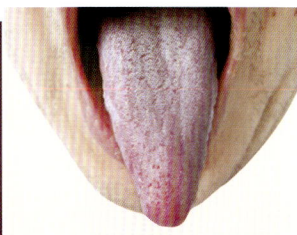

03 君相火旺——舌尖红

主症 少寐多梦，梦则遗精，阳事易举，心中烦热，小溲短赤。

上焦 ❶ 心烦、心悸——舌尖红，热扰心神；
❷ 失眠、多梦——舌尖红，火扰神明；

中焦 ❸ 口臭——舌中苔略干，为胃火＋湿浊，均不是非常重；

下焦 ❹ 腰膝酸软——舌根略凹陷且苔白，为肾阳不足。

证机概要	君火妄动，相火随之，迫精妄泄
治法	清心泄肝
方药	黄连清心饮合三才封髓丹加减
处方	黄连 6g、山栀子 10g、灯心草 10g、知母 10g、黄柏 10g、牡丹皮 10g、生地黄 10g、熟地黄 10g、远志 10g、酸枣仁 30g、茯神 20g、天冬 10g。 7 剂，水煎服，日 1 剂
方解	前方清心泄火为主，兼以养心安神，适用于心火偏亢扰动精室者。后方宁心滋肾，承制相火，适用于相火妄动，水不济火之遗精。 黄连、山栀子、灯心草——清心火；知母、黄柏、牡丹皮——泄相火；生地黄、熟地黄、天冬——滋水养阴；远志、酸枣仁、茯神——养心安神

方歌

黄连清心饮	黄连清心地归草，远志枣茯参石莲； 滋阴清热宁心神，相火妄动筋不痿
封髓丹	封髓丹将肾气封，相火妄动而遗精； 缩砂生草川黄柏，水火既济自成功

方歌

麻黄连翘赤小豆汤	麻黄翘姜草二两，一升赤豆梓皮夸； 枣须十二四十杏，湿热身黄汗来发
五味消毒饮	五味消毒疗诸疔，银花野菊蒲公英； 紫花地丁天癸子，煎加酒服效非轻
五苓散	五苓散治太阳腑，白术泽泻猪苓茯； 桂枝化气兼解表，小便通利水饮逐
八正散	八正通草与车前，萹蓄大黄滑石研； 草梢瞿麦兼栀子，再加灯芯热淋蠲
石韦散	石韦散将结石锤，榆皮车前配冬葵； 通草赤苓与瞿麦，甘草滑石小便遂
程氏萆薢分清饮	萆薢分清程氏批，苓术车前湿热医； 莲心菖蒲能开窍，黄柏丹参热与淤
清肺饮	清肺饮方清水源，肺热癃闭需车前； 云苓桑皮麦门冬，通草黄芩栀子寒
桃红四物汤	四物汤＋桃仁、红花
四物汤	四物地芍与归芎，血家百病此方宗； 妇女经病凭加减，临证之时可变通
胃苓汤	平胃散＋五苓散
平胃散	平胃散用朴陈皮，苍术甘草四味齐； 燥湿宽胸消胀满，调胃和中此方宜

气血津液病证

第一节　郁证

郁证是由于情志不舒、气机郁滞所致，以心情抑郁、情绪不宁、胸部满闷、胁肋胀痛或易怒喜哭，或咽中如有异物梗塞等症为主要临床表现的一类病证。

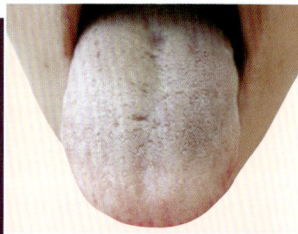

01 肝气郁结——舌淡暗

主症 精神抑郁，情绪不宁，胸闷，胁肋胀痛。

上焦 ❶ 胸闷、气短——舌尖为心肺，舌胖大，心阳不足；
❷ 慢性咽炎——舌尖中部凹陷，多为慢性咽炎；

中焦 ❸ 嗳气、胃胀、吞酸——舌中部为脾胃，凹陷为虚，浅黄腻苔为痰湿中阻，气机不畅，胃失和降；

下焦 ❹ 腰膝酸软——舌根凹陷为肾虚，略有腻苔，为痰浊阻滞。

证机概要	肝郁气滞，脾胃失和
治法	疏肝解郁，理气畅中
方药	柴胡疏肝散加减
处方	柴胡 10g、香附 10g、枳壳 30g、陈皮 10g、郁金 10g、青皮 10g、苏梗 10g、合欢皮 10g、川芎 20g、芍药 20g、炙甘草 10g。 7 剂，水煎服，日 1 剂
方解	本方具有疏肝理气、活血止痛的功效，适用于肝郁不疏之郁证。柴胡、香附、枳壳、陈皮——疏肝解郁，理气畅中；郁金、青皮、苏梗、合欢皮——调气解郁；川芎——理气活血；芍药、甘草——柔肝缓急

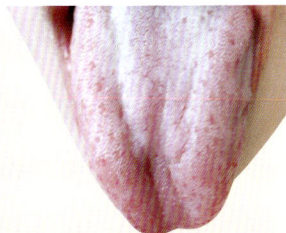

02 气郁化火——舌边红

主症 性情急躁易怒，胸胁胀满。

上焦
1. 心烦、心悸——舌尖红，热扰心神；
2. 失眠——舌尖红，火扰神明；
3. 手心热——手厥阴心包经、手少阴心经均到手，心火旺所致；
4. 口干、咽干——心火旺盛；
5. 慢性咽炎——舌尖中部凹陷，多为慢性咽炎；

中焦
6. 胃胀——舌中部苔白略凹陷，为脾胃虚弱；
7. 胁胀——舌两边红，为肝郁火旺；

下焦
8. 腰膝酸软——舌根凹陷，略有腻苔，为痰浊阻滞下焦。

证机概要	肝郁化火，横逆犯胃
治法	疏肝解郁，清肝泻火
方药	丹栀逍遥散加减
处方	柴胡 10g、郁金 10g，香附 10g、薄荷（后下）10g、当归 10g、白芍 30g、白术 10g、茯苓 10g、牡丹皮 20g、栀子 20g。 7 剂，水煎服，日 1 剂
方解	本方由逍遥散加牡丹皮、栀子而成，具有疏肝解郁、清泻肝火的功效，适用于肝郁化火之证。 柴胡、薄荷、郁金、香附——疏肝解郁；当归、白芍——养血柔肝；白术、茯苓——健脾祛湿；牡丹皮、栀子——清肝泻火

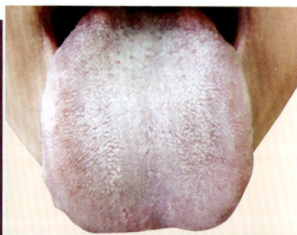

03 痰气郁结——苔黏腻

主症 精神抑郁，胸闷，咽中如有物梗塞。

上焦 ❶ 头晕晕乎乎，头沉如裹——舌胖，苔白腻，痰浊蒙窍；
❷ 胸闷气短——舌胖，苔白腻，痰浊蒙蔽胸阳；
❸ 健忘——痰浊蒙蔽清窍；
❹ 慢性咽炎——舌尖中部凹陷，多为慢性咽炎；

中焦 ❺ 胃胀、纳差——舌中部苔白为脾胃虚弱；
❻ 乏力，易疲劳——舌两边齿痕，肝脾两虚，肝主筋，脾主肉，故有此症状；

下焦 ❼ 腰膝酸软——舌根略有腻苔，为下焦痰浊。

证机概要	气郁痰凝，阻滞胸咽
治法	行气开郁，化痰散结
方药	半夏厚朴汤加减
处方	厚朴 10g、紫苏 10g、半夏 10g、茯苓 40g、生姜 10g。 7 剂，水煎服，日 1 剂
方解	本方行气开郁，是治疗痰气郁结证的主要方剂。 厚朴、紫苏——理气宽胸，开郁畅中；半夏、茯苓、生姜——化痰散结，和胃降逆

方歌 ▶ 半夏厚朴汤　半夏一升厚朴三，茯四姜五苏二两；
痰凝气聚成梅核，降逆化痰气自舒

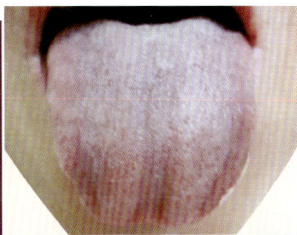

04 心神失养——舌淡暗

主症 精神恍惚，心神不宁，多疑易惊，悲忧善哭，喜怒无常。

上焦 ❶ 胸闷、气短、心悸——舌胖质暗红，苔白，舌尖凹陷，为心阴亏虚，营阴暗耗，心神失养；

❷ 慢性咽炎——舌尖中部凹陷，多为慢性咽炎；

❸ 失眠——舌尖凹陷，心血亏虚，心神失养；

中焦 ❹ 胃胀、纳差——舌中部凹陷为脾胃虚弱；

❺ 乏力，易疲劳——舌两边齿痕，肝脾两虚，肝主筋，脾主肉，故有此症状；

下焦 ❻ 腰膝酸软——舌质暗红，为肾阴亏虚。

证机概要	营阴暗耗，心神失养
治法	甘润缓急，养心安神
方药	甘麦大枣汤加减
处方	甘草 10g、浮小麦 60g、大枣 10g、郁金 20g、合欢花 10g。 7 剂，水煎服，日 1 剂
方解	本方养心安神，是治疗心神失养证的主要方剂。 甘草——甘润缓急；小麦——味甘微寒，补益心气；大枣——益脾养血；郁金、合欢花——解郁安神

方歌 ▶ **甘麦大枣汤** 甘草三两麦一升，十枚大枣力相当；
妇人脏燥如悲伤，如有神灵太息长

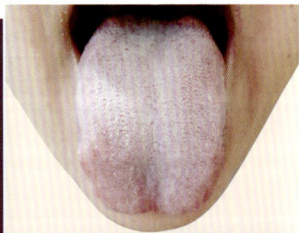

05 心脾两虚——舌质淡

主症 多思善疑，心悸胆怯，失眠。

上焦 ❶ 胸闷、气短——舌胖质淡，苔白，舌尖凹陷，为心肺气血亏虚；
❷ 失眠——舌尖凹陷，心血亏虚，心神失养；
❸ 慢性咽炎——舌尖中部凹陷，多为慢性咽炎；

中焦 ❹ 胃胀、纳差——舌中部凹陷为脾胃虚弱；

下焦 ❺ 腰膝酸软——舌质淡，肾阳不足。

证机概要	脾虚血亏，心失所养
治法	健脾养心，补益气血
方药	归脾汤加减
处方	党参10g、茯苓20g、白术20g、甘草10g、黄芪10g、当归10g、龙眼肉10g、酸枣仁30g、远志10g、木香6g、神曲20g。 7剂，水煎服，日1剂
方解	本方补气生血，健脾养心，是治心脾两虚证的首选方剂。党参、茯苓、白术、甘草、黄芪、当归、龙眼肉——益气健脾生血；酸枣仁、远志、茯苓——养心安神；木香、神曲——理气醒脾

方歌 ▶ *归脾汤* 归脾汤用术参芪，归草茯神远志齐；
酸枣木香龙眼肉，兼加姜枣益心脾

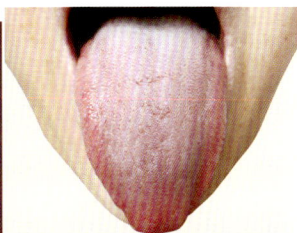

06 心肾阴虚——舌瘦红

主症 情绪不宁，心悸健忘，失眠，五心烦热。

上焦 ❶ 心烦、心悸——舌尖红，热扰心神；

❷ 失眠——舌尖红，火扰神明；

❸ 手心热——手厥阴心包经、手少阴心经均到手，心火旺所致；

❹ 口干、咽干——心火旺盛；

中焦 ❺ 胁胀满——舌两边红为肝胆火盛；

下焦 ❻ 五心烦热——舌红为体内热盛。

证机概要	阴精亏虚，阴不涵阳
治法	滋养心肾
方药	天王补心丹合六味地黄丸加减
处方	地黄 10g、山药 10g、山茱萸 10g、天冬 10g、麦冬 10g、玄参 10g、西洋参 10g、茯苓 20g、五味子 10g、当归 10g、柏子仁 10g、酸枣仁 30g、远志 10g、丹参 20g、牡丹皮 10g。 7 剂，水煎服，日 1 剂
方解	前方滋阴降火，养心安神，后方滋补肾阴，合用适宜于心肾阴虚之心悸、失眠、腰酸、遗泄。 地黄、怀山药、山茱萸、天冬、麦冬、玄参——滋心肾；西洋参、茯苓、五味子、当归——益气养血；柏子仁、酸枣仁、远志、丹参——养心安神；牡丹皮——凉血清热

第二节　血证

凡血液不循常道，或上溢于口鼻诸窍，或下泄于前后二阴，或渗出于肌肤，所形成的类出血性疾患，统称为血证。在古代医籍中，亦称为血病或失血。

以下分别叙述鼻衄、齿衄、咳血、吐血、便血、尿血、紫斑七个血证的辨证论治。

一、鼻衄

鼻腔出血，称为鼻衄，它是血证中最常见的一种。鼻衄多由火热迫血妄行所致，其中以肺热、胃热、肝火为常见，但也可因阴虚火旺所致。另有少数病人，可由正气亏虚，血失统摄引起。

鼻衄可因鼻腔局部疾病及全身疾病而引起。内科范围的鼻衄主要见于某些传染病、发热性疾病、血液病、风湿热、高血压、维生素缺乏症、化学药品及药物中毒等引起的鼻出血。至于鼻腔局部病变引起的鼻衄，一般属于五官科的范畴。

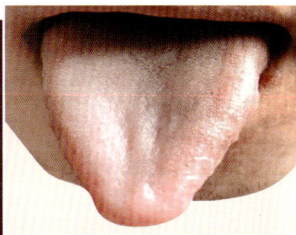

01 气血亏虚——舌质淡

主症 肌衄，神疲乏力。

上焦 ❶ 胸闷、气短——舌尖为心肺，舌质胖，苔薄白，质淡，为心阳心气不足，心血亏虚；

中焦 ❷ 胃胀、纳差——舌中部苔白为脾胃虚弱；

下焦 ❸ 下肢无力——舌质淡，苔薄白，气血亏虚。

证机概要	气虚不摄，血溢清窍，血去气伤，气血两亏
治法	补气摄血
方药	归脾汤加减
处方	党参 10g、茯苓 10g、白术 10g、甘草 10g、当归 10g、黄芪 10g、酸枣仁 30g、远志 10g、茜草 10g、木香 6g、仙鹤草 30g、阿胶（烊化）10g、龙眼肉 10g。 7 剂，水煎服，日 1 剂
方解	本方补气生血，健脾养心，适用于吐血，衄血，神疲乏力，心悸气短，面色苍白等症。 党参、茯苓、白术、甘草——补气健脾；当归、黄芪——益气生血；酸枣仁、远志、龙眼肉——补益心脾，安神定志；木香——理气醒脾；阿胶、仙鹤草、茜草——养血止血

方歌 　　**归脾汤**　　归脾汤用术参芪，归草茯神远志齐；
酸枣木香龙眼肉，兼加姜枣益心脾

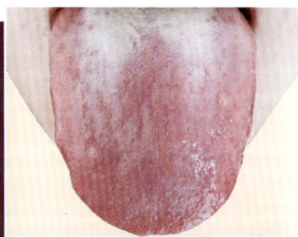

02 胃热炽盛——舌中红

主症 鼻衄、齿衄交替出现，多刷牙满嘴出血。

上焦
❶ 心烦、心悸——舌尖红，热扰心神；
❷ 失眠——舌尖红，火扰神明；
❸ 手心热——手厥阴心包经、手少阴心经均到手，心火旺所致；
❹ 口干、咽干——心火旺盛；

中焦
❺ 胃灼热——舌中为脾胃，热灼津伤而无苔；
❻ 口臭——胃火旺；

下焦
❼ 腰困重——舌根腻苔为痰浊下注；
❽ 妇科炎症——舌根腻苔出现在妇女身上，多有此证。

证机概要	胃火上炎，迫血妄行
治法	清胃泻火，凉血止血
方药	玉女煎加减
处方	知母 10g、地黄 10g、麦冬 10g、石膏（先煎）30g、牛膝 10g、大蓟 10g、小蓟 10g、白茅根 30g、藕节 20g。 7 剂，水煎服，日 1 剂
方解	本方滋阴清胃泻火，适用于胃热炽盛的鼻衄，或兼齿衄，头痛、牙痛、烦热口渴。 石膏、知母——清胃泻火；地黄、麦冬——养阴清热；牛膝——引血下行；大蓟、小蓟、白茅根、藕节——凉血止血

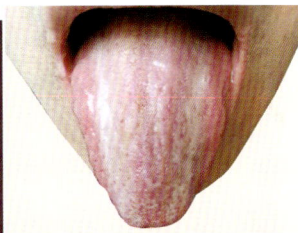

03 肝火上炎——舌边红

主症 鼻衄，烦躁易怒。

上焦 ❶ 心烦、心悸——舌尖红，热扰心神；
❷ 失眠——舌尖红，火扰神明；
❸ 手心热——手厥阴心包经、手少阴心经均到手，心火旺所致；
❹ 口干、咽干——心火旺盛；

中焦 ❺ 反酸、口臭——舌中部略有腻苔并且舌中红，为痰浊胃火旺；
❻ 胁胀满——舌两边红为肝胆火盛；

下焦 ❼ 腰困重——舌根略有腻苔为痰浊下注；
❽ 溲黄——痰浊下注膀胱。

证机概要	火热上炎，迫血妄行，上溢清窍
治法	清肝泻火，凉血止血
方药	龙胆泻肝汤加减
处方	柴胡 10g、栀子 10g、黄芩 10g、龙胆草 10g、通草 10g、泽泻 10g、当归 10g、车前子（包煎）30g、甘草 10g、蒲黄 10g、大蓟 10g、白茅根 30g、小蓟 10g、藕节 10g。 7 剂，水煎服，日 1 剂
方解	本方清泻肝胆热，适用于肝火上炎所致的鼻衄。 龙胆草、柴胡、栀子、黄芩——清肝泻火；通草、泽泻、车前子——清利湿热；当归、甘草——滋阴养血；白茅根、蒲黄、大蓟、小蓟、藕节——凉血止血

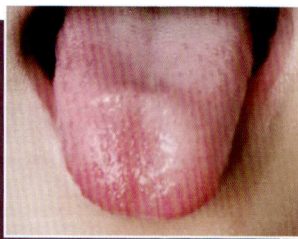

04 热邪犯肺——舌红赤

主症 鼻燥衄血，口干咽燥。

上焦 ❶ 躁动、心烦——舌尖红，为心肺火旺；

中焦 ❷ 消化不良——舌中凹陷，为脾胃虚弱；

下焦 ❸ 此为小儿舌，小儿舌根凹陷，因脏器娇嫩尚未成形，并不能代表什么。

证机概要	燥热伤肺，血热妄行，上溢清窍
治法	清泄肺热，凉血止血
方药	桑菊饮加减
处方	桑叶 5g、菊花 5g、薄荷 5g、连翘 5g、桔梗 3g、杏仁 5g、甘草 5g、芦根 10g、牡丹皮 5g、墨旱莲 5g、侧柏叶 5g。 7 剂，水煎服，日 1 剂
方解	本方疏散风热，宣肺止咳，适用于热邪犯肺所致的鼻衄，症见恶风发热、咳嗽等症。 桑叶、菊花、薄荷、连翘——辛凉轻透，宣散风热；桔梗、杏仁、甘草——宣降肺气，利咽止咳；芦根——清热生津；牡丹皮、白茅根、墨旱莲、侧柏叶——凉血止血

二、齿衄

齿龈出血称为齿衄，又称为牙衄、牙宣。因阳明经脉入于齿龈，齿为骨之余，故齿衄与胃肠及肾的病变有关。

齿衄可由齿龈局部病变或全身疾病引起。内科范围的齿衄，多由血液病、维生素缺乏症及肝硬化等疾病所引起。至于齿龈局部病变引起的齿衄，一般属于口腔科范围。

01 胃火炽盛——舌红赤

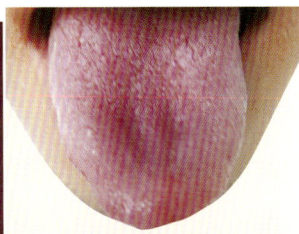

主症 齿衄，齿龈红肿疼痛。

上焦
❶ 心烦、心悸——舌尖红，热扰心神；
❷ 失眠——舌尖红，火扰神明；
❸ 口干、咽干——心火旺盛；

中焦
❹ 胃灼热——舌中为脾胃，热灼津伤而有裂纹；
❺ 口臭——胃火旺；
❻ 胁胀满——舌两边红为肝胆火盛；

下焦
❼ 五心烦热——火旺所致。

证机概要	胃火内炽，循经上犯
治法	清胃泻火，凉血止血
方药	加味清胃散合泻心汤加减
处方	生地黄10g、牡丹皮10g、大黄10g、水牛角粉（冲）6g、黄连10g、黄芩10g、连翘10g、当归10g、甘草10g、白茅根30g、大蓟10g、小蓟10g、藕节20g。 7剂，水煎服，日1剂
方解	前方清胃凉血，后方泻火解毒，二方合用，有较强的清胃泻火、凉血止血的作用。 生地黄、牡丹皮、水牛角——清热凉血；大黄、黄连、黄芩、连翘——清热泻火；当归、甘草——养血和中；白茅根、大蓟、小蓟、藕节——凉血止血

方歌 ▶ **清胃散**

清胃散中当归连，生地丹皮升麻全；
或加石膏泻胃火，能消牙痛与牙宣

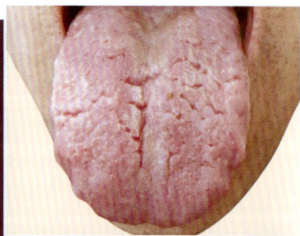

02 阴虚火旺——舌红裂

主症 齿衄，齿摇不坚。

上焦 ❶ 心烦、心悸、胸闷——舌尖红，热扰心神；

❷ 失眠——舌尖红，火扰神明；

中焦 ❸ 胃胀——舌中裂纹为热灼津伤，而整舌胖大又兼有脾胃虚弱，故胃灼热会轻而胃胀较重；

❹ 胁胀满——舌两边红为肝胆火盛；

下焦 ❺ 腰膝酸软——舌根凹陷，整舌质红，少苔，为肾阴不足。

证机概要	肾阴不足，虚火上炎，络损血溢
治法	滋阴降火，凉血止血
方药	六味地黄丸合茜根散加减
处方	熟地黄 30g、山药 30g、茯苓 30g、山茱萸 20g、牡丹皮 20g、泽泻 30g、黄芩 10g、茜草根 10g、侧柏叶 10g、阿胶（烊化）10g。 7 剂，水煎服，日 1 剂
方解	前方滋阴补肾，后方养阴清热，凉血止血，合用于阴虚火旺所致的血证。 熟地黄、山药、山茱萸、茯苓、牡丹皮、泽泻——养阴补肾，滋阴降火；茜草根、黄芩、侧柏叶——凉血止血；阿胶——养血止血

方歌		
	六味地黄汤	六味地黄益肾肝，山药丹泽萸苓掺； 更加知柏成八味，阴虚火旺可煎餐
	茜根散	茜根散方真好记，阿胶芩草干生地； 苔黄脉数血鲜红，侧柏颜色要翠绿

三、咳血

血由肺及气管外溢，经口而咳出，表现为痰中带血，或痰血相兼，或纯血鲜红，间夹泡沫，均称为咳血，亦称为嗽血或咯血。

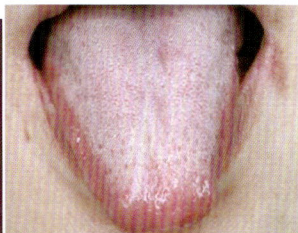

01 燥热伤肺——舌尖红

主症 咳嗽，痰中带血。

上焦 ❶ 心烦、心悸——舌尖红，热扰心肺；
❷ 失眠——舌尖红，火扰神明；
❸ 口干、咽干——心肺火旺；
❹ 咳嗽，痰中带血（如果不咳嗽，不能轻易下此诊断）——肺络受损；

中焦 ❺ 胃胀——舌中部凹陷为脾胃虚弱；

下焦 ❻ 腰膝酸软——舌根凹陷，肾虚。

证机概要	燥热伤肺，肺失清肃
治法	清热润肺，宁络止血
方药	桑杏汤加减
处方	桑叶10g、杏仁10g、淡豆豉20g、栀子皮10g、沙参10g、梨皮10g、象贝6g。 7剂，水煎服，日1剂
方解	本方清宣肺热，肃肺止咳，适用于燥热伤肺所致的咳嗽痰黏带血等症。 桑叶——轻宣燥热；杏仁——宣降肺气；淡豆豉——宣透胸中郁热；栀子皮——清上焦肺热；沙参、梨皮、象贝——生津润肺，止咳化痰

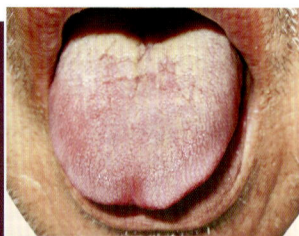

02 肝火犯肺——舌质红

主症 咳嗽痰中带血，烦躁易怒，口苦。

上焦
❶ 心烦、心悸——舌尖、舌两边及舌中均红，为心肝肺胃均有热；
❷ 失眠——舌尖红，火扰神明；
❸ 手心热——手厥阴心包经、手少阴心经均到手，心火旺所致；
❹ 口干、咽干——心、肝、肺、胃火旺所致；

中焦
❺ 胃灼热——舌中为脾胃，热灼津伤而有裂纹；
❻ 口臭——胃火旺；
❼ 胁胀满——舌两边红为肝胆火盛；

下焦
❽ 腰困重——舌根腻苔为痰浊下注，舌根中部凹陷为肾虚；
❾ 溲黄——痰浊下注膀胱。

证机概要	木火刑金，肺失清肃
治法	清肝泻火，凉血止血
方药	泻白散合黛蛤散加减
处方	青黛（冲）10g、黄芩10g、白茅根30g、大蓟10g、小蓟10g。 7剂，水煎服，日1剂
方解	青黛、黄芩——清肝凉血；白茅根、大蓟、小蓟——凉血止血

方歌 ▶ **泻白散**　泻白桑皮地骨皮，粳米甘草除胃气；
清泻肺热止咳喘，热伏肺中喘咳医

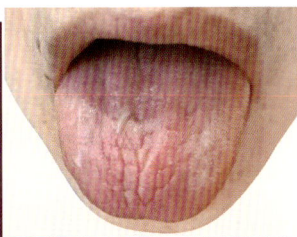

03 阴虚肺热——舌少苔

主症 咳嗽痰中带血，颧红，潮热，盗汗。

上焦 ❶ 心烦、心悸——舌红，热扰心胸；
❷ 失眠——舌红，火扰神明；
❸ 手心热——手厥阴心包经、手少阴心经均到手，心火旺所致；
❹ 口干、咽干——肺阴亏虚，心肺火旺；

中焦 ❺ 胃胀、纳差——舌胖，舌中部裂纹为阴亏火旺伤津所致；

下焦 ❻ 腰膝酸软——舌根略有裂纹，无苔，为肾阴亏虚。

证机概要	虚火灼肺，肺失清肃，肺络受损
治法	滋阴润肺，宁络止血
方药	百合固金汤加减
处方	百合 30g、麦冬 20g、玄参 20g、生地黄 20g、熟地黄 10g、当归 10g、白芍 30g、贝母 10g、甘草 10g、白及 10g、藕节 10g、白茅根 30g、茜草 10g。 7 剂，水煎服，日 1 剂
方解	本方养阴润肺止咳，适用于阴虚肺热所致的咳嗽痰少，痰中带血。 百合、麦冬、玄参、生地黄、熟地黄——滋阴清热，养阴生津；当归、白芍——柔润养血；贝母、甘草——肃肺，化痰止咳；白及、藕节、白茅根、茜草——止血

方歌 ▶ **百合固金汤** 百合固金二地黄，玄参贝母桔甘藏；
麦冬芍药当归配，喘咳痰血肺家伤

四、吐血

血由胃来，经呕吐而出，血色红或紫黯，常夹有食物残渣，称为吐血，亦称为呕血。

01 肝火犯胃——舌边红

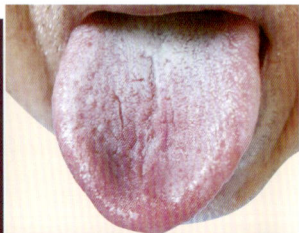

主症 吐血，心烦易怒。

上焦 ❶ 心烦、心悸——舌尖红，热扰心神；
❷ 失眠——舌尖红，火扰神明；
❸ 口干、咽干——舌红，为火旺所致；

中焦 ❹ 胃灼热——舌中为脾胃，热灼津伤而有裂纹；
❺ 口臭——胃火旺；
❻ 胁胀满——舌两边红为肝胆火盛；

下焦 ❼ 腰膝酸软——舌根略有腻苔，为下焦痰浊。

证机概要	肝火横逆，胃络损伤
治法	泻肝清胃，凉血止血
方药	龙胆泻肝汤加减
处方	柴胡 10g、黄芩 10g、栀子 20g、龙胆草 10g、泽泻 10g、通草 10g、生地黄 10g、车前子（包）20g、当归 10g、藕节 20g、白茅根 30g、旱莲墨 10g、茜草 10g。7 剂，水煎服，日 1 剂
方解	本方清肝泻热，清利湿热，适用于肝火犯胃所致的吐血。龙胆草、柴胡、黄芩、栀子——清肝泻火；泽泻、通草、车前子——清热利湿；生地黄、当归——滋阴养血；白茅根、藕节、墨旱莲、茜草——凉血止血

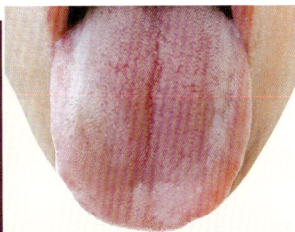

02 胃热壅盛——舌中红

主症 吐血，口臭。

上焦 ❶ 心烦、心悸——舌尖红，热扰心神；
❷ 失眠——舌尖红，火扰神明；
❸ 口干、咽干——舌尖、舌中红，为心胃火旺；
❹ 慢性咽炎——舌尖中部凹陷，多为慢性咽炎；

中焦 ❺ 胃灼热——舌中为脾胃，热灼津伤而有裂纹；
❻ 口臭——胃火旺；

下焦 ❼ 腰椎不好——舌根中部裂纹反映腰椎有问题。

证机概要	胃热内郁，热伤胃络
治法	清胃泻火，化瘀止血
方药	泻心汤合十灰散加减
处方	黄芩10g、黄连10g、大黄10g、牡丹皮20g、栀子10g、大蓟10g、小蓟10g、白茅根30g、棕榈皮10g、茜草根10g。 7剂，水煎服，日1剂
方解	前方清胃泻火；后方清热凉血，收涩止血，为治疗血证的常用方剂。两方合用适于胃热壅盛所致的吐血。 黄芩、黄连、大黄——苦寒泻火；牡丹皮、栀子——清热凉血；大蓟、茜草根、白茅根——清热凉血止血；棕榈皮——收敛止血；且大蓟、小蓟、茜草根，兼有活血化瘀的作用，故有止血而不留瘀的优点

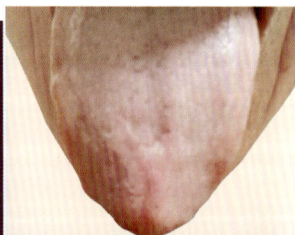

03 气虚血溢——舌淡胖

主症 吐血，血色暗淡，神疲乏力。

上焦
❶ 头晕——舌胖，苔白，为气血亏虚；
❷ 乏力、气短——舌胖，苔白，质淡，为气血亏虚，胸阳不振；
❸ 健忘——气血亏虚，清窍失养；

中焦
❹ 胃胀、纳差——舌中部苔白为脾胃虚弱；

下焦
❺ 腰膝酸软，下肢冷——舌淡苔白，气血亏虚，肾阳虚弱。

证机概要	中气亏虚，统血无权，血液外溢
治法	健脾益气摄血
方药	归脾汤加减
处方	党参10g、茯苓40g、白术40g、炙甘草10g、当归10g、黄芪10g、木香6g、阿胶（烊化）10g、仙鹤草10g、炮姜炭10g、白及10g、乌贼骨20g。 7剂，水煎服，日1剂
方解	本方补气生血，健脾养心，适用于吐血，便血，神疲气短，心悸乏力等。 党参、茯苓、白术、甘草——补气健脾；当归、黄芪——益气生血；木香——理气醒脾；阿胶、仙鹤草——养血止血；炮姜炭、白及、海螵蛸——温经固涩止血

五、便血

便血系胃肠脉络受损，出现血液随大便而下，或大便呈柏油样为主要临床表现的病证。便血均由胃肠之脉络受损所致。内科杂病的便血主要见于胃肠道的炎症、溃疡、肿瘤、息肉等。

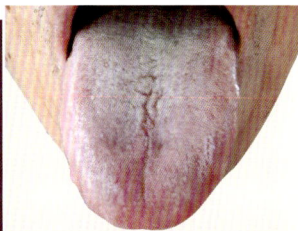

01 肠道湿热——舌根腻

主症 便血色红，大便不畅。

上焦 ❶ 心烦、心悸——舌尖红，热扰心神；
❷ 失眠——舌尖红，火扰神明；
❸ 口干、咽干——舌红，为火旺所致；

中焦 ❹ 反酸、口臭——舌中部苔腻有裂纹，为痰浊＋胃火旺，食物多消化不全而在胃中腐熟上逆；

下焦 ❺ 腰困重——舌根腻苔为痰浊下注；
❻ 溲黄——痰浊下注膀胱。

证机概要	湿热蕴结，脉络受损，血溢肠道
治法	清化湿热，凉血止血
方药	地榆散合槐角丸加减
处方	地榆 10g、茜草 10g、槐角 10g、栀子 20g、黄芩 10g、黄连 10g、茯苓 10g、防风 10g、枳壳 30g、当归 10g。 7 剂，水煎服，日 1 剂
方解	两方均能清热化湿，凉血止血，但两方比较，地榆散清化湿热之力较强，而槐角丸则兼能理气活血，可根据临床需要酌情选用或合用。 地榆、茜草、槐角——凉血止血；栀子、黄芩、黄连——清热燥湿，泻火解毒；茯苓——淡渗利湿；防风、枳壳、当归——疏风，理气，活血

方歌 ▶ **地榆散**　地榆散可止便血，山栀芩连冷若雪；
云苓薤白紫茜根，此方能将邪热解

02 气虚不摄——舌淡胖

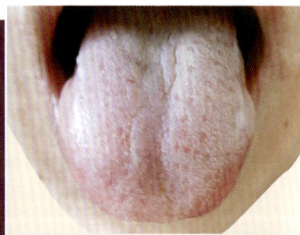

主症 便血，神疲气短。

上焦 ❶ 失眠——舌胖，气血亏虚，血不养神；

中焦 ❷ 胃胀——舌中部凹陷，为脾胃虚弱；

下焦 ❸ 腰膝酸软——舌根凹陷，舌淡，为肾阳不足，气血亏虚。

证机概要	中气亏虚，气不摄血，血溢胃肠
治法	益气摄血
方药	归脾汤加减
处方	党参10g、茯苓10g、龙眼肉10g、白术10g、甘草10g、当归10g、黄芪10g、酸枣仁30g、远志10g、木香10g、槐花10g、阿胶（烊化）10g、地榆10g、仙鹤草30g。 7剂，水煎服，日1剂
方解	本方补气生血，健脾养心，适用于气虚不摄的血证。党参、茯苓、龙眼肉——补心益脾，安神定志；白术、甘草——补气健脾；当归、黄芪——益气生血；酸枣仁、远志、木香——理气醒脾；阿胶、槐花、地榆、仙鹤草——养血止血。肛坠，加柴胡、升麻、黄芪——益气升陷

方歌 归脾汤 归脾汤用术参芪，归草茯神远志齐；酸枣木香龙眼肉，兼加姜枣益心脾

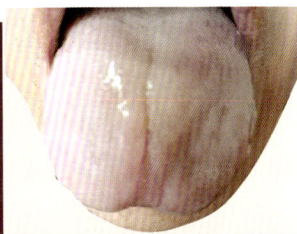

03 脾胃虚寒——水滑舌

主症 便血，四肢不温。

上焦 ❶ 头晕——舌胖，质淡，苔白，气血不足，五脏阳气皆弱；
❷ 胸闷、气短——胸阳不振；
❸ 健忘——气血亏虚，清窍失养；
❹ 慢性咽炎——舌尖中部凹陷，多为慢性咽炎；
中焦 ❺ 胃胀、纳差——舌中凹陷为脾胃虚弱；
下焦 ❻ 腰膝酸软——舌根凹陷，舌淡，为肾阳不足，气血亏虚。

证机概要	中焦虚寒，统血无力，血溢胃肠
治法	温阳健脾，养血止血
方药	黄土汤加减
处方	灶心土 60g 先煎，滤过沉渣后加以下药方，再煎。白术 10g、甘草 10g、附子（先煎）10g、阿胶（烊化）10g、黄芩 10g、白及 10g、地黄 10g、乌贼骨 10g、炮姜 6g、三七（冲）5g、花蕊石（先煎）20g。7 剂，水煎服，日 1 剂
方解	本方温阳健脾，养血止血。适用于脾阳不足所致的便血、吐血、四肢不温、面色萎黄。灶心土、炮姜——温中止血；白术、附子、甘草——温中健脾；地黄、阿胶——养血止血；黄芩——苦寒坚阴，起反佐作用；白及、乌贼骨——收敛止血；三七、花蕊石——活血止血

六、尿血

小便中混有血液，甚或伴有血块的病证，称为尿血。随出血量多少的不同，而使小便呈淡红色，鲜红色，或茶褐色。

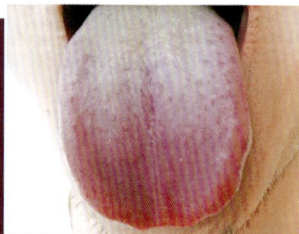

01 下焦湿热——根黄腻

主症 溲黄，灼痛。

上焦
❶ 心烦、心悸——舌尖红，热扰心神；
❷ 失眠——舌尖红，火扰神明；
❸ 手心热——手厥阴心包经、手少阴心经均到手，心火旺所致；
❹ 口干、咽干——心火旺盛；

中焦
❺ 胃灼热——舌中为脾胃，热灼津伤而有裂纹；
❻ 腰困重——舌根黄腻苔为湿热下注；

下焦
❼ 溲黄——湿热下注膀胱。

证机概要	热伤阴络，血渗膀胱
治法	清热利湿，凉血止血
方药	小蓟饮子加减
处方	小蓟 20g、生地黄 20g、藕节 10g、蒲黄 10g、栀子 20g、通草 10g、竹叶 10g、滑石（先煎）20g、甘草 10g、当归 10g。 7 剂，水煎服，日 1 剂
方解	本方清热利水，凉血止血，适用于尿血鲜红，小便频数，灼热黄赤。 小蓟、生地黄、藕节、蒲黄——凉血止血；栀子、通草、竹叶——清热泻火；滑石、甘草——利水清热，导热下行；当归——养血活血

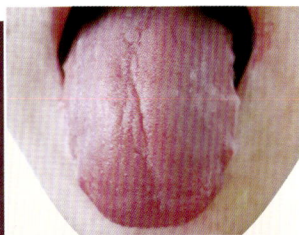

02 肾虚火旺——舌质红

主症 小便短赤带血，颧红潮热。

上焦 ❶ 心烦、心悸——舌尖红，热扰心神；
❷ 失眠——舌尖红，火扰神明；
❸ 口干、咽干——心火旺盛；
❹ 慢性咽炎——舌尖中部凹陷，多为慢性咽炎；

中焦 ❺ 胃灼热或胃胀——舌中为脾胃，热灼津伤而有裂纹，又舌胖无苔属于胃阴所伤；

下焦 ❻ 腰膝酸软——舌根凹陷，舌质红，无苔，为肾阴亏虚。

证机概要	虚火内炽，灼伤脉络
治法	滋阴降火，凉血止血
方药	知柏地黄丸加减
处方	地黄 10g、山药 20g、山茱萸 10g、茯苓 20g、泽泻 20g、牡丹皮 10g、知母 10g、黄柏 10g、墨旱莲 20g、大蓟 10g、小蓟 10g、藕节 10g、蒲黄 10g。 7 剂，水煎服，日 1 剂
方解	本方滋阴降火，适用于肾虚火旺所致的尿血、骨蒸潮热、盗汗、梦遗。 地黄、山药、山茱萸、茯苓、泽泻、牡丹皮——滋补肾阴，"壮水之主，以制阳光"；知母、黄柏——滋阴降火；墨旱莲、大蓟、小蓟、藕节、蒲黄——凉血止血

方歌 ▶ **知柏地黄丸** 六味地黄丸＋知母、黄柏

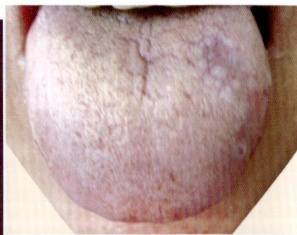

03 脾不统血——舌淡胖

主症 主症——久病尿血，气短声低。

上焦
❶ 头晕——舌胖，苔白，舌中腻苔，为脾虚兼有痰浊蒙窍，气血不达清窍；
❷ 胸闷、气短——舌胖，质淡，苔白，为气血亏虚，肺气不足；
❸ 健忘——气血不足，清窍失养；

中焦 ❹ 胃胀、纳差——舌中凹陷为脾胃虚弱；

下焦 ❺ 腰困重——舌根凹陷，略有腻苔，为痰浊下注。

证机概要	中气亏虚，统血无力，血渗膀胱
治法	补中健脾，益气摄血
方药	归脾汤加减
处方	党参10g、茯苓20g、白术20g、甘草10g、当归10g、黄芪20g、酸枣仁30g、阿胶（烊化）10g、木香6g、熟地黄10g、远志10g、龙眼肉10g、仙鹤草30g、槐花10g。 7剂，水煎服，日1剂
方解	本方补气生血，健脾养心，适用于脾不统血所致的尿血。 党参、茯苓、白术、甘草——补气健脾；当归、黄芪——益气生血；酸枣仁、远志、龙眼肉——补心益脾，安神定志；木香——理气醒脾；熟地黄、阿胶、仙鹤草、槐花——养血止血

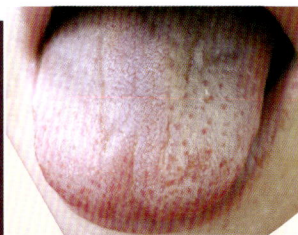

04 肾气不固——舌淡胖

主症 久病尿血，头晕耳鸣。

上焦 ❶ 慢性咽炎——舌尖中部凹陷，多为慢性咽炎；

中焦 ❷ 略有胃胀——舌中部略胖大，为中阳不足，脾胃虚弱；

下焦 ❸ 腰膝酸软——舌淡，肾阳虚弱，气血不足。

证机概要	肾虚不固，血失藏摄
治法	补益肾气，固摄止血
方药	无比山药丸加减
处方	熟地黄 20g、山药 20g、山茱萸 10g、怀牛膝 10g、肉苁蓉 10g、菟丝子 20g、杜仲 10g、巴戟天 10g、五味子 10g、赤石脂 20g、仙鹤草 30g、蒲黄 10g、槐花 10g、紫草 10g。 7 剂，水煎服，日 1 剂
方解	本方补肾固摄，适用于肾气不固所致的尿血、腰膝酸软者。 熟地黄、山药、山茱萸、怀牛膝——补肾益精；肉苁蓉、菟丝子、杜仲、巴戟天——温肾；泽泻——健脾利水；五味子、赤石脂——益气固涩；仙鹤草、蒲黄、槐花、紫草——止血

方歌 ▶ **无比山药丸** 局方无比山药丸，六味地黄要去丹；
苁蓉菟丝仲巴戟，牛膝五味石脂全

七、紫斑

血液溢出于肌肤之间，皮肤表现青紫斑点或斑块的病证，称为紫斑，亦有称为肌衄者。

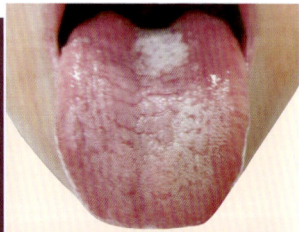

01 阴虚火旺——舌嫩红

主症 皮肤出现青紫斑点或斑块，颧红，盗汗。

上焦 ❶ 心烦心悸——舌嫩红，少苔，阴火旺盛；
❷ 失眠——肾阴不足，心肾不交；
❸ 慢性咽炎——舌尖中部凹陷，多为慢性咽炎；
中焦 ❹ 胃脘隐隐胀痛——虚火伤津，胃阴亏虚；
下焦 ❺ 腰膝酸软——肾阴亏虚；
❻ 盗汗、潮热——肾阴不足。

证机概要	虚火内炽，灼伤脉络，血溢肌腠
治法	滋阴降火，宁络止血
方药	茜根散加减
处方	茜草根 20g、黄芩 20g、侧柏叶 30g、生地黄 20g、阿胶（烊化）10g、甘草 10g。 7 剂，水煎服，日 1 剂
方解	本方养阴清热，凉血止血，适用于阴虚火旺所致的紫斑。 茜草根、黄芩、侧柏叶——清热凉血止血；生地黄、阿胶——滋阴养血止血；甘草——和中解毒

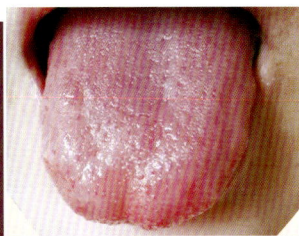

02 血热妄行——舌红绛

主症 皮肤出现青紫斑点或斑块。

上焦
❶ 口干、咽干、鼻干——舌尖红为肺火旺盛，热灼津伤；
❷ 心烦、心悸——舌尖红，心肺热盛，热扰心神；
❸ 失眠——舌尖红，为火盛扰神，心神不宁；
❹ 慢性咽炎——舌尖中部凹陷，多见慢性咽炎，但现因为舌尖红为火盛，则咽干；

中焦
❺ 易急易怒——舌两边红，为肝胆火旺，肝失疏泄；

下焦
❻ 五心烦热——舌根质红，为肾阴亏虚，虚热内生。

证机概要	热壅经络，迫血妄行，血溢肌腠
治法	清热解毒，凉血止血
方药	十灰散加减
处方	大蓟 10g、小蓟 10g、侧柏叶 30g、茜草根 20g、白茅根 30g、棕榈皮 10g、牡丹皮 20g、栀子 30g、大黄 6g。 7 剂，水煎服，日 1 剂
方解	本方清热凉血止血，并兼有化瘀止血的作用，适用于血热妄行之紫斑、咳血、衄血、面赤、身热、舌绛等。 大蓟、小蓟、侧柏叶、茜草根、白茅根——清热凉血止血；棕榈皮——收敛止血；牡丹皮、栀子——清热凉血；大黄——通腑泻热

方歌 ▶ **十灰散**

十灰散用十般灰，柏茅茜荷丹棕随；
二蓟栀黄皆炒黑，凉降止血此方推

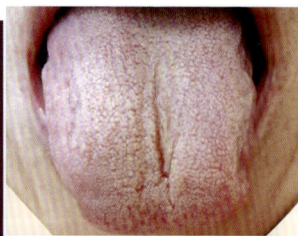

03 气不摄血——舌淡胖

主症 肌衄，神疲乏力，头晕目眩。

上焦 ❶ 头晕——舌胖质淡，苔白，为心脾两虚，气血不达清窍；
❷ 胸闷气短——舌胖，质淡，苔白，为气血亏虚，肺气不足；
❸ 健忘——气血不足，清窍失养；
中焦 ❹ 胃胀、纳差——舌中凹陷为脾胃虚弱；
下焦 ❺ 腰膝酸软——舌质淡，肾阳虚弱。

证机概要	中气亏虚，统摄无力，血溢肌腠
治法	补气摄血
方药	归脾汤加减
处方	党参10g、茯苓20g、白术20g、甘草10g、当归10g、黄芪10g、酸枣仁30g、远志20g、木香6g、地榆10g、龙眼肉10g、紫河车6g、仙鹤草40g、棕榈炭10g、蒲黄10g、茜草10g。 7剂，水煎服，日1剂
方解	党参、茯苓、白术、甘草——补气健脾；当归、黄芪——益气生血；酸枣仁、远志、龙眼肉——补心益脾，安神定志；木香——理气醒脾；仙鹤草、棕榈炭、地榆、蒲黄、茜草、紫河车——止血消斑

方歌 ▶ *归脾汤* 归脾汤用术参芪，归草茯神远志齐；
酸枣木香龙眼肉，兼加姜枣益心脾

第三节　痰饮

痰饮是指体内水液输布、运化失常，停积于某些部位的一类病证。痰，古通"淡"，是指水一类的可以"淡荡流动"的物质，饮也是指水液，作为致病因素，则是指病理性质的液体。为此，古代所称的"淡饮""流饮"，实均指痰饮而言。

鉴　别

四 饮	症 状
痰饮	心下满闷，呕吐清水痰涎，胃肠沥沥有声，形体昔肥今瘦，属饮停胃肠
悬饮	胸胁饱满，咳唾引痛，喘促不能干卧，或有肺痨病史，属饮流胁下
溢饮	身体疼痛而沉重，甚则肢体浮肿，当汗出而不汗出，或伴咳喘，属饮溢肢体
支饮	咳逆倚息，短气不得平卧，其形如肿，属饮邪支撑胸肺

一、痰饮

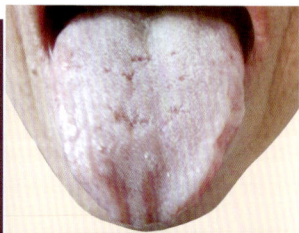

01 饮留胸胁——舌淡胖

主症 胸胁支满，心下痞闷，胃中有振水音。

上焦 ❶ 头晕晕乎乎——舌胖，质淡，舌面有水气，为湿浊阻
遏气机，蒙蔽清窍；
❷ 胸闷气短——气血亏虚及湿浊在胸，胸阳不振；
中焦 ❸ 胃胀喜热——舌质淡胖，脾胃虚寒；
下焦 ❹ 腰膝酸软，下肢冷——舌根凹陷，为肾阳不足。

证机概要	脾阳虚弱，饮停于胃，清阳不升
治法	温脾化饮
方药	小半夏加茯苓汤加减
处方	茯苓40g、姜半夏15g、生姜10g。 7剂，水煎服，日1剂
方解	小半夏加茯苓汤——以生姜宣散，半夏降逆，合用止呕 行水而降逆，能止恶心、呕吐，茯苓去水宁心、泄肾 邪、利小便，则眩悸止而痞消

方歌

小半夏加茯苓汤	小半夏中姜茯苓，呕吐清水悸眩痞； 膈间有水金针度，和胃止呕利水行
己椒苈黄丸	甘遂半夏逐水气，芍药甘草来缓急； 蜜煎解毒并安中，心腹满痛皆可治

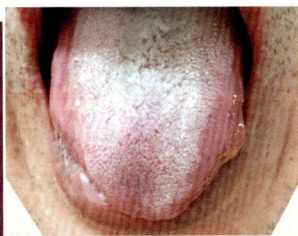

02 饮留胃肠——舌中腻

主症 心下满痛。

上焦 ❶ 头晕晕乎乎——舌胖，舌尖及舌两边红，中部腻苔，为湿浊化热蒙窍；
❷ 胸闷、气短——湿浊在胸，胸阳不振；

中焦 ❸ 嗳气，吞酸——舌中部为脾胃，黄腻苔为湿浊中阻，气机不畅，胃失和降；

下焦 ❹ 腰膝酸软——舌根腻苔，为下焦湿浊

证机概要	水饮壅结，留于胃肠，郁久化热
治法	攻下逐饮
方药	甘遂半夏汤或己椒苈黄丸加减
处方	葶苈子 20g、半夏 10g、白芍 20g、大黄 6g、防己 10g、椒目 10g、甘遂（冲）0.5g。 7 剂，水煎服，日 1 剂
方解	前方攻守兼施，因势利导，用于水饮在胃；后方苦辛宣泄，前后分消，用于水饮在肠，饮郁化热之证。 甘遂、半夏——逐饮降逆；白芍——酸甘缓中，以防伤正；甘草与甘遂相反相激，祛逐留饮；大黄、葶苈子——攻坚决壅，泻下逐水；防己、椒目——辛宣苦泄，导水利尿

方歌 ▶ **甘遂半夏汤**　甘遂半夏逐水气，芍药甘草来缓急；
蜜煎解毒并安中，心腹满痛皆可治

二、悬饮

多因素体不强，或原有其他慢性疾病，肺虚卫弱，时邪外袭，肺失宣通，饮停胸胁，而致络气不和。如若饮阻气郁，久则可以化火伤阴或耗损肺气。在病程发生发展中，可见如下证型。

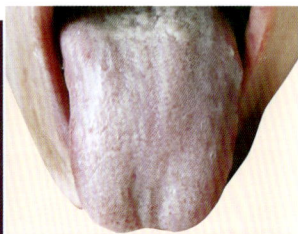

01 邪犯胸肺——舌质胖

主症 胸胁刺痛，呼吸、转侧疼痛加重，心下痞硬。

上焦 ❶ 慢性咽炎——舌尖中部凹陷，多为慢性咽炎；

中焦 ❷ 胃胀——舌中质胖苔白，为脾胃阳虚；

下焦 ❸ 腰困重——舌根腻苔为痰浊下注；
　　　❹ 左腿关节炎——舌根左侧凸起。

证机概要	邪犯胸肺，枢机不利，肺失宣降
治法	和解宣利
方药	柴枳半夏汤加减
处方	柴胡 10g、黄芩 10g、瓜蒌 30g、半夏 10g、枳壳 30g、青皮 10g、赤芍 20g、桔梗 10g、杏仁 10g。 7 剂，水煎服，日 1 剂
方解	柴胡、黄芩——清解少阳；瓜蒌、半夏、枳壳——宽胸化痰开结；青皮、赤芍——理气和络止痛；桔梗、杏仁——宣肺止咳

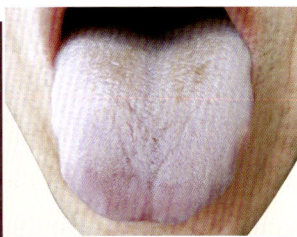

02 饮停胸胁——舌淡胖

主症 咳逆气喘，息促不能平卧。

上焦
① 头晕——舌胖，苔白，质淡，为脾虚兼有痰浊蒙窍，气血不达清窍；
② 胸闷、气短——舌胖，质淡，苔白，为气血亏虚，肺气不足；
③ 健忘——气血不足，清窍失养；
④ 慢性咽炎——舌尖中部凹陷，多为慢性咽炎；

中焦
⑤ 胃胀、纳差——舌中凹陷为脾胃虚弱；

下焦
⑥ 腰膝酸软——舌根凹陷，肾阳虚弱。

证机概要	饮停胸胁，脉络受阻，肺气郁滞
治法	泻肺祛饮
方药	椒目瓜蒌汤合十枣汤或控涎丹加减
处方	茯苓20g、苏子10g、桑白皮10g、瓜蒌皮10g、杏仁10g、枳壳20g、川椒10g、葶苈子20g、猪苓10g、泽泻20g、冬瓜皮20g、车前子（包）20g、甘遂（冲）0.5g、大戟1g、芫花1g。 7剂，水煎服，日1剂
方解	三方均为攻逐水饮之剂。椒目瓜蒌汤主泻肺降气化痰；十枣汤与控涎丹攻逐水饮，用于形体壮实，积饮量多者。葶苈子、桑白皮——泻肺逐饮；苏子、瓜蒌皮、杏仁、枳壳——降气化痰；川椒目、茯苓、猪苓、泽泻、冬瓜皮、车前子——利水导饮；甘遂、大戟、芫花——攻逐水饮

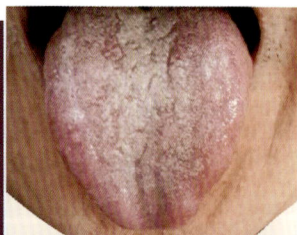

03 络气不和——舌暗红

主症 胸胁疼痛，呼吸不畅，可见病侧胸廓变形。

上焦
1. 慢性咽炎——舌尖中部凹陷，多为慢性咽炎；
2. 打呼噜——舌尖中部凹陷，且舌质胖大或苔白腻，多为痰湿阻滞咽喉而发作；
3. 胸闷气短——舌质暗，为络脉痹阻；

中焦
4. 慢性胃炎——舌中部苔白腻，为脾胃湿浊中阻；
5. 胁胀满——舌两边暗红为络脉瘀阻；

下焦
6. 腰膝酸软——舌根略有腻苔，为下焦痰浊。

证机概要	饮邪久郁，气机不利，络脉痹阻
治法	理气和络
方药	香附旋覆花汤加减
处方	苏子10g、柴胡10g、香附10g、旋覆花（包）10g、枳壳20g、郁金10g、延胡索10g、当归10g、赤芍20g、沉香（冲服）3g。 7剂，水煎服，日1剂
方解	本方功能理气化饮和络，用于咳嗽痰少属络脉痹阻者。旋覆花、苏子——降气化痰；柴胡、香附、枳壳——疏肝理气解郁；郁金、延胡索——利气通络；当归、赤芍、沉香——行瘀通络

方歌 ▶ **香附旋覆花汤**　香附旋覆出条辨，覆花香附苏夏添；苡仁茯苓陈皮合，和络理气擅化痰

04 阴虚内热——舌嫩红

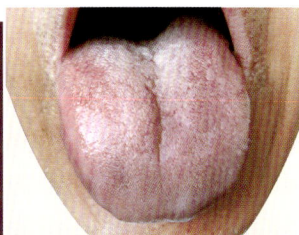

主症 咯吐少量黏痰，口干咽燥，午后潮热，颧红，形体消瘦。

上焦 ❶ 胸闷气短——舌尖为心肺，舌质偏红，少苔，为心肺阴亏；

❷ 慢性咽炎——舌尖中部凹陷，多为慢性咽炎；

中焦 ❸ 胃胀、纳差——舌中凹陷为脾胃虚弱；

下焦 ❹ 腰膝酸软——舌根凹陷，略有白苔，为下焦痰浊兼肾阳不足。

证机概要	饮阻气郁，化热伤阴，阴虚肺燥
治法	滋阴清热
方药	沙参麦冬汤合泻白散加减
处方	沙参 20g、麦冬 10g、玉竹 10g、地骨皮 10g、白芍 30g、甘草 10g、桑叶 10g、天花粉 10g、桑白皮 10g。 7 剂，水煎服，日 1 剂
方解	前方清肺润燥；后方清肺降火，用于咳呛气逆，肌肤蒸热，心烦，手足心热，盗汗。 沙参、麦冬、玉竹、白芍、天花粉——养阴生津；桑白皮、桑叶、地骨皮、甘草——清肺降火止咳

方歌

沙参麦冬汤　沙参麦冬扁豆桑，玉竹花粉甘草襄；
秋燥耗津伤肺胃，咽涸干咳最堪尝

泻白散　泻白桑皮地骨皮，粳米甘草除胃气；
清泻肺热止咳喘，热伏肺中喘咳医

三、溢饮

溢饮多因外感风寒，玄府闭塞，以致肺脾输布失职，水饮流溢四肢肌肉，寒水相杂为患。如宿有寒饮，复加外寒客表而致者，多属表里俱寒；若饮邪化热，可见饮溢体表而热郁于里之候。

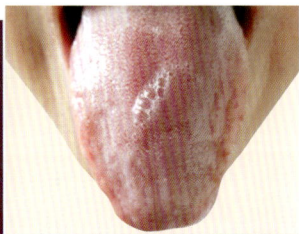

01 表寒里饮——舌水滑

主症 浮肿，恶寒，咳喘。

上焦 ❶ 右侧肩膀发紧、恶寒——舌尖右侧隆起，舌质胖，为右侧寒湿较重而隆起；

❷ 胸闷——舌尖为心胸，舌质胖，寒饮阻滞气机；

中焦 ❸ 胃寒——舌胖，质淡，中部隆起，为水湿泛滥，饮留胃肠；

下焦 ❹ 肢软、乏力——舌淡质略胖，气血亏虚，肾阳不足，四肢不温。

证机概要	表寒里饮
治法	发表散寒，温肺化饮
方药	小青龙汤加减
处方	麻黄 6g、桂枝 10g、半夏 10g、干姜 10g、细辛 3g、白芍 10g、五味子 10g、炙甘草 10g。 7 剂，水煎服，日 1 剂
方解	本方发表散寒，温肺化饮，用于表寒里饮所致的恶寒发热，四肢沉重，甚则肢体微肿者。麻黄、桂枝——解表散寒；半夏、干姜、细辛——温化寒饮；五味子——温敛肺气；白芍、炙甘草——甘缓和中，缓和麻、桂发散太过

四、支饮

支饮多由受寒饮冷，饮邪留伏，或因久咳致喘，迁延反复伤肺，肺气不能布津，阳虚不运，饮邪留伏，支撑胸膈，上逆迫肺。此证多呈发作性，在感寒触发之时，以邪实为主，缓解期以正虚为主。

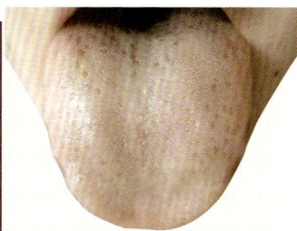

01 寒饮伏肺——舌质淡

主症 咳逆喘满不得卧，痰吐白沫量多。

上焦 ❶ 胸闷、气短、懒言——舌尖为心肺所属，舌质淡，为气血亏虚，胸阳不足；

中焦 ❷ 胃胀，纳谷不香——舌质胖淡为脾胃虚弱，脾阳不足，运化无力而致；

下焦 ❸ 腰膝酸软，下肢冷——舌根凹陷，舌质淡为脾肾阳虚，不能温养腰府及四肢，阳气不达四末。

证机概要	寒饮伏肺，遇感引动，肺失宣降
治法	宣肺化饮
方药	小青龙汤加减
处方	麻黄 6g、桂枝 10g、半夏 10g、干姜 10g、细辛 3g、白芍 10g、五味子 10g、炙甘草 10g、苏子 10g、杏仁 10g、厚朴 10g。 7 剂，水煎服，日 1 剂
方解	本方有温里发表之功，用于支饮遇寒触发，表寒里饮之证。麻黄、桂枝、干姜、细辛——温肺散寒化饮；半夏、厚朴、苏子、杏仁、甘草——化痰利气；五味子——温敛肺气

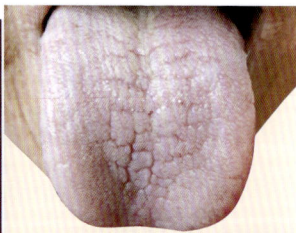

02 脾肾阳虚——胖大舌

主症 喘促动则为甚，心悸，气短，拘急不仁，脐下动悸。

上焦
❶ 头晕——舌胖质淡，苔白，为脾肾阳虚，气血不达清窍；
❷ 胸闷气短——舌胖，质淡，苔白，为胸阳不足；
❸ 健忘——气血不足，清窍失养；

中焦
❹ 胃胀、纳差——舌中凹陷，舌质淡，为脾胃虚弱，阳气不足；

下焦
❺ 腰膝酸软——舌根凹陷，肾阳虚弱；
❻ 四肢寒冷——阳气不足，气血亏虚，四肢不温。

证机概要	支饮日久，脾肾阳虚，饮凌心肺
治法	温脾补肾，以化水饮
方药	金匮肾气丸合苓桂术甘汤加减
处方	桂枝 10g、黄芪 30g、山药 30g、附子（先煎）10g、白术 20g、苏子 10g、干姜 10g、炙甘草 10g、款冬花 10g、钟乳石（先煎）20g、沉香（冲）1g、补骨脂 10g、山茱萸 10g。 7 剂，水煎服，日 1 剂
方解	二方均能温阳化饮，但前方补肾，后方温脾，主治各异，二方合用，温补脾肾，以化水饮，用于喘促、气短、胸闷、怯寒肢冷、心悸气短者。 桂枝、附子——温阳化饮；黄芪、怀山药、白术、炙甘草——补气健脾；苏子、干姜、款冬花——化饮降逆；钟乳石、沉香、补骨脂、山茱萸——补肾纳气

第四节　消渴

消渴是以多饮，多食，多尿，乏力，消瘦，或尿有甜味为主要临床表现的一种疾病。

一、上消

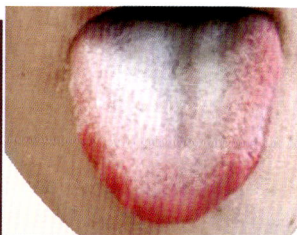

01 热在上焦——舌尖红

主症 口渴多饮，口舌干燥。

上焦
❶ 心烦、心悸——舌尖红，热扰心神；
❷ 失眠——舌尖红，热扰神明；
❸ 口干、咽干——肺热津伤；

中焦
❹ 胃胀——舌中部白腻苔，为湿浊碍胃；

下焦
❺ 腰膝酸软——舌根凹陷，苔白，为肾阳虚弱。

证机概要	肺脏燥热，津液失布
治法	清热润肺，生津止渴
方药	消渴方加减
处方	葛根20g、麦冬10g、生地黄10g、天花粉20g、藕汁20g、黄连10g、黄芩10g、知母10g。 7剂，水煎服，日1剂
方解	本方清热降火，生津止渴，适用于消渴肺热津伤之证。天花粉、葛根、麦冬、生地黄、藕汁——生津清热，养阴增液；黄连、黄芩、知母——清热降火

二、中消

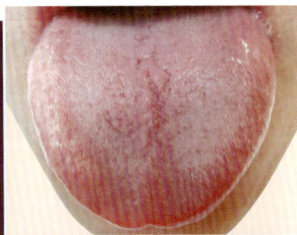

01 胃热炽盛——舌红燥

主症 多食易饥，口渴，尿多，形体消瘦。

上焦 ❶ 心烦、心悸——舌尖红，热扰心神；
❷ 失眠——舌尖红，热扰神明；
中焦 ❸ 口干、咽干——舌中部裂纹，胃火旺盛；
下焦 ❹ 腰膝酸软——舌质红，少苔，肾阴亏虚。

证机概要	胃火内炽，胃热消谷，耗伤津液
治法	清胃泻火，养阴增液
方药	玉女煎加减
处方	知母 20g、黄连 10g、栀子 10g、生石膏（先煎）40g、玄参 10g、生地黄 10g、麦冬 20g、川牛膝 10g。 7 剂，水煎服，日 1 剂
方解	本方清胃滋阴，适用于消渴胃热阴虚，多食易饥，口渴等症。 生石膏、知母、黄连、栀子——清胃泻火；玄参、生地黄、麦冬——滋肺胃之阴；川牛膝——活血化瘀，引热下行

方歌 ▶ **玉女煎**　玉女石膏熟地黄，知母麦冬牛膝襄；
肾虚胃火相为病，牙痛齿衄宜煎尝

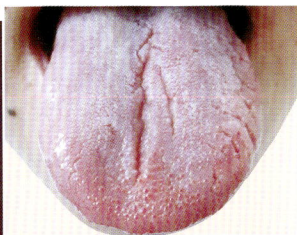

02 气阴亏虚——舌淡嫩

主症 口渴，精神不振，四肢乏力。

上焦 ❶ 心烦、心悸——舌尖红，热扰心神；
❷ 失眠——舌尖红，火扰神明；
❸ 口干、咽干——舌尖红为心火旺盛；

中焦 ❹ 胃胀纳差——舌中虽有裂纹，但应为前期有热而致；舌略胖，中后部舌质淡，为热伤气津，造成气阴亏虚；

下焦 ❺ 腰膝酸软——肾阴亏虚。

证机概要	气阴不足，脾失健运
治法	益气健脾，生津止渴
方药	七味白术散加减
处方	黄芪 10g、党参 10g、白术 10g、茯苓 20g、山药 20g、甘草 10g、木香 6g、藿香（后下）10g、葛根 20g、天冬 10g、麦冬 10g。 7 剂，水煎服，日 1 剂
方解	本方益气健脾生津，适用于消渴之津气亏虚者，《医宗金鉴》等书将本列为治消渴的常用方之一，并可合生脉散益气生津止渴。 黄芪、党参、白术、茯苓、怀山药、甘草——益气健脾；木香、藿香——醒脾行气散津；葛根——升清生津；天冬、麦冬——养阴生津

方歌 ▶ **七味白术散**　七味白术小儿良，四君葛根木藿香；
口渴腹泻脾气降，钱氏此散宜煎尝

三、下消

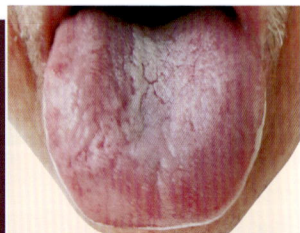

01 肾阴亏虚——舌嫩红

主症 尿频量多，混浊如脂膏，腰膝酸软。

上焦
❶ 失眠或但欲寐——舌质嫩红，为脏器阴亏；
❷ 健忘——肾精不足；
中焦
❸ 纳谷不香——舌中部凹陷，为胃阴亏虚，脾胃虚弱；
下焦
❹ 乏力——气阴亏虚；
❺ 腰膝酸软，关节炎——舌根凹陷为肾气不足，舌根两边质胖嫩为肾阴不足，且隆起，多为关节炎。

证机概要	肾阴亏虚，肾失固摄
治法	滋阴固肾
方药	六味地黄丸加减
处方	熟地黄 10g、泽泻 10g、牡丹皮 20g、五味子 10g、山药 20g、茯苓 20g、山茱萸 10g、枸杞子 10g。 7 剂，水煎服，日 1 剂
方解	本方滋养肾阴，适用于消渴肾阴亏虚之证。 熟地黄、山茱萸、枸杞子、五味子——固肾益精；怀山药——滋补脾阴，固摄精微；茯苓——健脾渗湿；泽泻、牡丹皮——清泄火热

方歌 ▶ **六味地黄丸**　六味地黄益肾肝，山药丹泽萸苓掺；
更加知柏成八味，阴虚火旺可煎餐

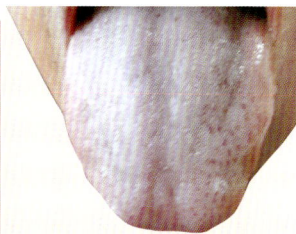

02 肾阳亏虚——舌淡胖

主症 小便频数，混浊如膏。

上焦
❶ 头晕——舌胖质淡，苔白，为阳气不足，气血不达清窍；
❷ 胸闷气短——舌胖，质淡，苔白，为气血亏虚，肺气不足；
❸ 健忘——气血不足，清窍失养；

中焦
❹ 胃胀、纳差——舌中凹陷为脾胃虚弱；

下焦
❺ 腰膝酸软，下肢冷——舌根凹陷且质胖，为肾阳不足；
❻ 小便频数——舌根胖大，为脾肾阳虚。

证机概要	阴损及阳，肾阳衰微，肾失固摄
治法	滋阴温阳，补肾固涩
方药	金匮肾气丸加减
处方	熟地黄 10g、山茱萸 10g、枸杞子 10g、五味子 10g、山药 20g、茯苓 20g、肉桂 5g、附子（先煎）10g。 7 剂，水煎服，日 1 剂
方解	方中以六味地黄丸滋阴补肾，并用附子、肉桂温补肾阳，主治阴阳两虚、尿频量多、腰酸腿软、形寒、面色黧黑等症。 熟地黄、山茱萸、枸杞子、五味子——固肾益精；怀山药——滋补脾阴，固摄精微；茯苓——健脾渗湿；附子、肉桂——温肾助阳

方歌 ▶ **金匮肾气丸**　金匮肾气治肾虚，熟地淮药及山茱；
丹皮苓泽加附桂，引火归原热下趋

第五节　自汗、盗汗

自汗、盗汗是指由于阴阳失调，腠理不固，而致汗液外泄失常的病证。其中，不因外界环境因素的影响，白昼时时汗出，动辄益甚者，称为自汗；寐中汗出，醒来自止者，称为盗汗，亦称为寝汗。

01 心血不足——舌质淡

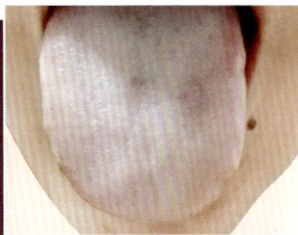

主症 心悸少寐，神疲气短。

上焦 ❶ 胸闷、气短、乏力——舌尖为心肺，舌质胖，苔薄白，为心阳不足，心血亏虚；

中焦 ❷ 胃胀、纳差——舌中部苔白为脾胃虚弱；

下焦 ❸ 腰膝酸软——舌根腻苔为痰浊下注；
❹ 溲黄浊——痰浊下注膀胱；
❺ 妇科炎症——舌根腻苔出现在妇女身上，多有此证。

证机概要	心血耗伤，心液不藏
治法	养血补心
方药	归脾汤加减
处方	党参10g、黄芪20g、白术20g、茯苓30g、当归10g、龙眼肉6g、酸枣仁30g、远志20g、五味子10g、牡蛎（先煎）40g、浮小麦60g。 7剂，水煎服，日1剂
方解	本方益气生血，健脾养心，适用于心血不足引起的汗证。党参、黄芪、白术、茯苓——益气健脾；当归、龙眼肉——补血养血；酸枣仁、远志——养血安神；五味子、牡蛎、浮小麦——收涩敛汗；血虚甚者，加制首乌、枸杞子、熟地黄补益精血

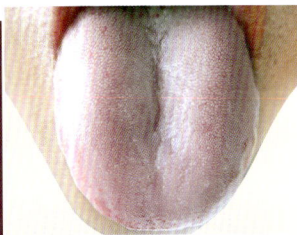

02 肺卫不固——舌质淡

主症 自汗、恶风。

上焦 ❶ 胸闷气短——气血亏虚，胸阳不振；
❷ 慢性咽炎——舌尖中部凹陷，多为慢性咽炎；
❸ 颈椎病——舌中凹陷；
中焦 ❹ 胃胀——舌中凹陷为脾胃虚弱；
下焦 ❺ 腰膝酸软，下肢冷——舌根凹陷，为肾阳不足；
❻ 痔疮——舌根凹陷；
❼ 关节炎——舌根两侧凸起，多为关节炎。

证机概要	肺气不足，表虚失固，营卫不和，汗液外泄
治法	益气固表
方药	桂枝加黄芪汤或玉屏风散加减
处方	桂枝 10g、白芍 20g、生姜 10g、大枣 12 枚、甘草 10g、黄芪 20g、防风 6g、白术 20g 7 剂，水煎服，日 1 剂
方解	两方均能补气固表止汗，但前方能调和营卫，适用于表虚卫弱、营卫不和引起的汗证；后方补肺益气，固表止汗，适用于表虚不固的汗证。 桂枝——温经解肌；白芍——和营敛阴，两药合用，一散一收，调和营卫；白术、生姜、大枣、甘草——辛温和中，健脾合营；黄芪——益气固表，少佐防风达表

方歌 桂枝加黄芪汤　桂枝原剂二两芪，热饮稀粥令郁开；
寒湿黄汗由郁来，胫冷身肿费心裁

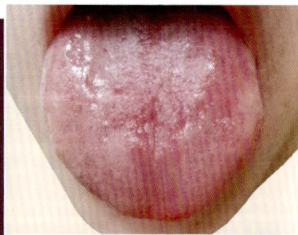

03 阴虚火旺——舌嫩红

主症 五心烦热，或兼午后潮热，盗汗。

上焦	❶ 心烦、心悸——舌尖红，热扰心神；
	❷ 失眠——舌尖红，心肾不交；
	❸ 手心热——心肾阴虚；
	❹ 口干、咽干——心火旺盛；
中焦	❺ 胃脘隐隐不适——舌中质红，胃阴亏虚；
下焦	❻ 腰膝酸软——舌红少苔，肾阴亏虚；
	❼ 盗汗——肾阴亏虚，虚热内生，迫津外泄。

证机概要	虚火内灼
治法	滋阴降火
方药	当归六黄汤加减
处方	当归 10g、生地黄 30g、熟地黄 10g、黄连 10g、黄芩 10g、黄柏 10g、五味子 6g、乌梅 10g。 7 剂，水煎服，日 1 剂
方解	本方具有滋阴清热、固表止汗的功效，适用于阴虚火旺引起的汗证。 当归、生地黄、熟地黄——滋阴养血，壮水之主，以制阳光；黄连、黄芩、黄柏——苦寒清热，泻火坚阴；五味子、乌梅——敛阴止汗

方歌 ▶ **当归六黄汤** 当归六黄二地黄，芩连芪柏共煎尝；
滋阴泻火兼固表，阴虚火旺盗汗良

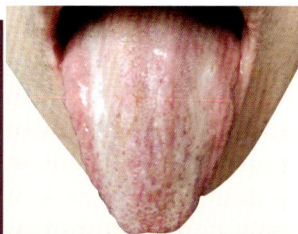

04 邪热郁蒸——舌红胖

主症 汗黏，面赤烘热。

上焦 ❶ 头脸爱出油——舌质胖且舌红兼有白滑苔，为机体有湿有热，湿热蒸腾于面，迫津外泄而多油；

中焦 ❷ 胃胀，口臭——舌胖红兼有滑苔，舌中略有凹陷，为脾胃虚弱兼有湿油，则脾胃运化失司，油气升腾；

下焦 ❸ 腰膝酸软，下肢冷——舌胖舌根略有凹陷，为湿热下注，阻遏阳气，阳气不达四末；

★本舌中部凹陷看着不是很明显，是因为患者伸舌没有把舌展开。

证机概要	湿热内蕴，逼津外泄
治法	清肝泄热，化湿和营
方药	龙胆泻肝汤加减
处方	黄芩10g、栀子10g、柴胡10g、龙胆草6g、当归10g、泽泻20g、通草10g、车前子（包）20g、生地黄20g、糯稻根10g。 7剂，水煎服，日1剂
方解	本方清肝泻火，清利湿热，适用于邪热郁蒸所致的汗证。 龙胆草、黄芩、栀子、柴胡——清肝泄热；泽泻、通草、车前子——清利湿热；当归、生地黄——滋阴养血和营；糯稻根——清热利湿，敛阴止汗

方歌 ▶ **龙胆泻肝汤** 龙胆泻肝栀芩柴，生地车前泽泻开；
木通甘草当归同，肝经湿热力能排

第六节　内伤发热

内伤发热是指以内伤为病因，脏腑功能失调，气血阴阳失衡为基本病机，以发热为主要临床表现的病证。一般起病较缓，病程较长，热势轻重不一，但以低热为多，或自觉发热而体温并不升高。

01　阴虚发热——舌少苔

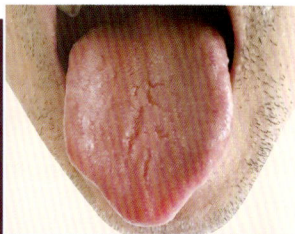

主症 手足心热，盗汗。

上焦 ❶心烦——舌质红，少苔，热扰心神；
❷失眠多梦——心阴亏虚，虚热内生，热扰神明；

中焦 ❸胃溃疡——舌中裂纹，阴火旺盛，灼伤津液；
❹腰膝酸软——肾阴不足；

下焦 ❺五心烦热——肾阴亏虚，虚热内生。

证机概要	阴虚阳盛，虚火内炽
治法	滋阴清热
方药	清骨散加减
处方	银柴胡 10g、知母 20g、胡黄连 10g、地骨皮 20g、青蒿 20g、秦艽 10g。 7 剂，水煎服，日 1 剂
方解	本方具有清虚热、退骨蒸的功效，为治疗阴虚发热的常用方剂。 银柴胡、知母、胡黄连、地骨皮、青蒿、秦艽——清退虚热，鳖甲——滋阴潜阳

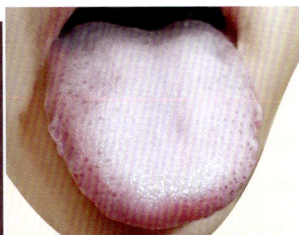

02 血瘀发热——舌质暗

主症 午后或夜晚发热，口燥咽干。

上焦 ❶ 心烦不寐，胸闷脘痞——舌尖猩红点，为血热扰心，血瘀发热；

中焦 ❷ 胃胀、纳差——舌中凹陷为脾胃虚弱；
❸ 胁胀满——舌两边齿痕为肝胆湿热；

下焦 ❹ 腰膝酸软，下肢冷——舌根凹陷，为肾阳不足。

证机概要	血行瘀滞，瘀热内生
治法	活血化瘀
方药	血府逐瘀汤加减
处方	生地黄 10g、桃仁 10g、红花 10g、牛膝 10g、当归 10g、川芎 20g、赤芍 20g、柴胡 10g、枳壳 30g、桔梗 10g、牡丹皮 10g。 7 剂，水煎服，日 1 剂
方解	本方具有活血化瘀、行气止痛的功效，适用于血瘀气滞所致的胸痛、头痛、发热等症。 生地黄——养血活血；桃仁、红花、牛膝、当归、川芎、赤芍——活血祛瘀；柴胡、枳壳、桔梗——理气行气；牡丹皮——清热凉血

方歌 ▸ **血府逐瘀汤** 血府逐瘀生地桃，红花柑橘赤勺熬；
柴胡芎枳加牛膝，活血化瘀功效高

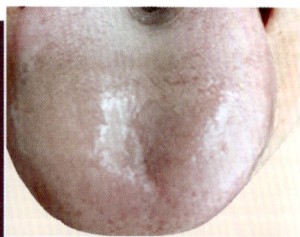

03 气虚发热——舌质淡

主症 发热，气短懒言。

上焦 ❶ 胸闷气短——舌尖及舌质胖，为湿阻上焦，胸阳不振；

中焦 ❷ 胃胀、纳差——舌中凹陷，为脾胃虚弱；
❸ 便溏或者不成形——舌胖且中部凹陷，舌质淡，为脾胃虚寒或者脾胃气虚；

下焦 ❹ 腰膝酸软，下肢冷——舌根凹陷，为肾阳不足。

证机概要	中气不足，阴火内生
治法	益气健脾，甘温除热
方药	补中益气汤加减
处方	黄芪 20g、党参 10g、白术 20g、甘草 10g、当归 10g、陈皮 10g、升麻 10g、柴胡 10g。 7 剂，水煎服，日 1 剂
方解	本方具有益气升阳的功效，是甘温除热的代表方剂 黄芪、党参、白术、甘草——益气健脾；当归——养血活血；陈皮——理气和胃；升麻、柴胡——既能升举清阳，又能透泄热邪

方歌 ▶ 补中益气汤
补中益气芪术陈，升柴参草当归身；
升阳举陷功独擅，气虚发热亦堪珍

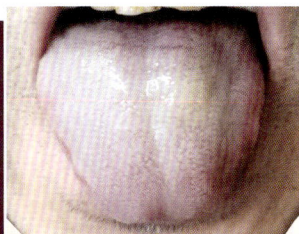

04 阳虚发热——水滑苔

主症 发热而欲近衣，形寒怯冷，四肢不温。

上焦 ❶ 胸闷气短——舌尖为心肺，舌质胖，苔薄白，心阳不足、
心血亏虚；

❷ 慢性咽炎——舌尖中部凹陷，多为慢性咽炎；

❸ 少气懒言——心肺气虚；

中焦 ❹ 胃胀、纳差——舌中凹陷为脾胃虚弱；

下焦 ❺ 腰膝酸软——舌根白，质淡，肾阳虚弱；

❻ 四肢寒冷——舌质淡胖，为阳气不足，气血亏虚，四
肢不温。

证机概要	肾阳亏虚，火不归原
治法	温补阳气，引火归原
方药	金匮肾气丸加减
处方	桂枝 10g、山药 40g、熟地黄 60g、附子（先煎）10g、茯苓 30g、牡丹皮 30g、泽泻 30g、山茱萸 40g。 7 剂，水煎服，日 1 剂
方解	本方具有温补肾阳的功效，适用于阳虚发热证。本方虽为温阳剂，但方中却配伍了养阴药，其意义在于阴阳相济。附子、桂枝——温补阳气；山茱萸、熟地黄——补养肝肾；山药、茯苓——补肾健脾；牡丹皮、泽泻——清泄肝肾之热

方歌 ▶ **金匮肾气丸**　金匮肾气治肾虚，熟地淮药及山茱；
丹皮苓泽加附桂，引火归原热下趋

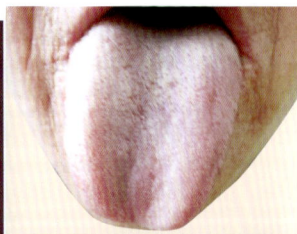

05 气郁发热——舌质胖

主症 低热或潮热，热势常随情绪波动而起伏。

上焦 ❶ 心烦心悸——舌尖略红，质干，热扰心神；
❷ 手心潮热——舌胖质略红，为湿热迫津汗出，但患者又多怕冷；

中焦 ❸ 胃胀或反酸——舌中凹陷为脾胃虚弱，但舌质红而干，为肝胆火旺，多肝火犯胃；

下焦 ❹ 腰膝酸软——舌根凹陷，为肾虚。

证机概要	气郁日久，化火生热
治法	疏肝理气，解郁泻热
方药	丹栀逍遥散加减
处方	牡丹皮10g、栀子20g、柴胡10g、薄荷（后下）10g、当归10g、白芍20g、白术20g、茯苓20g、甘草10g。 7剂，水煎服，日1剂
方解	本方由逍遥散＋牡丹皮、栀子组成，适用于气郁发热证。 牡丹皮、栀子——清肝泻热；柴胡、薄荷——疏肝解热；当归、白芍——养血柔肝；白术、茯苓、甘草——培补脾土

方歌 ▶ 丹栀逍遥散　　逍遥散中当归芍，柴苓术草加姜薄；疏肝健脾能补血，妇科此疾更可疗

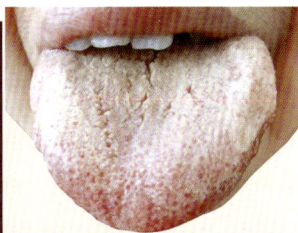

06 痰湿郁热——黄老舌

主症 低热，午后热甚，内心烦热。

上焦 ❶ 胸闷——舌胖，苔白腻，痰浊蒙蔽胸阳；
❷ 胆小，眠差——心胆气虚，痰热上扰；

中焦 ❸ 胃胀脘痞，不思饮食——舌中部黄苔，为痰湿中阻碍胃；

下焦 ❹ 腰酸困重——舌根苔黄腻，舌质胖，为痰湿下注，脾肾阳虚。

证机概要	痰湿内蕴，壅遏化热
治法	燥湿化痰，清热和中
方药	黄连温胆汤加减
处方	半夏10g、厚朴10g、枳实30g、陈皮10g、茯苓40g、通草10g、竹叶10g、黄连10g。 7剂，水煎服，日1剂
方解	本方理气化痰，燥湿清热，适用于痰湿郁而化热之证。半夏、厚朴——燥湿化痰；枳实、陈皮——理气和中；茯苓、通草、竹叶——清热利湿；黄连——清热除烦

方歌 ▶ **黄连温胆汤**　温胆汤中苓夏草，枳竹陈皮加姜枣；
虚烦不眠舌苔腻，此系胆虚痰热扰

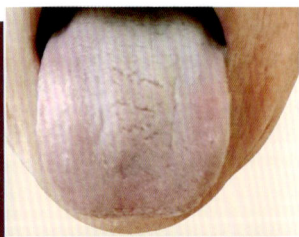

07 血虚发热——舌质淡

主症 发热，身倦乏力，心悸不宁。

上焦 ❶ 气短——舌尖为心肺，舌质胖，苔薄白，为心阳不足，心血亏虚；

中焦 ❷ 胃胀、纳差——舌中部苔白为脾胃虚弱；

下焦 ❸ 腰困重——舌根腻苔为痰浊下注。

证机概要	血虚失养
治法	益气养血
方药	归脾汤加减
处方	黄芪 20g、党参 10g、茯苓 20g、白术 20g、甘草 10g、当归 10g、酸枣仁 30g、龙眼肉 6g、远志 10g、木香 6g。 7 剂，水煎服，日 1 剂
方解	本方具有补气生血、健脾养心的功效，适用于心脾气血不足。 黄芪、党参、茯苓、白术、甘草——益气健脾；当归、龙眼肉——补血养血；酸枣仁、远志——养心安神；木香——健脾理气

第七节　虚劳

　　虚劳又称虚损，是以脏腑亏损，气血阴阳虚衰，久虚不复成劳为主要病机，以五脏虚证为主要临床表现的多种慢性虚弱证候的总称。

虚劳的证候虽繁，但总不离乎五脏，而五脏之伤，又不外乎阴、阳、气、血，因此现以气、血、阴、阳为纲，五脏虚证为目，分类列述其证治。

一、气虚

面色㿠白或萎黄，气短懒言，语声低微，头昏神疲，肢体无力，舌苔淡白，脉细软弱。

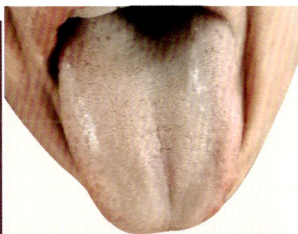

01 肺气亏虚——舌质淡

主症 平素易于感冒，咳嗽无力，声音低怯。

上焦 ❶ 慢性咽炎——舌尖中部凹陷，多为慢性咽炎；
❷ 胸闷气短——舌尖为心肺，舌质胖，苔薄白，为心阳不足，心气亏虚；
中焦 ❸ 胃胀、纳差——舌中部凹陷为脾胃虚弱；
下焦 ❹ 腰膝酸软，下肢冷——舌根凹陷，为肾阳不足；
❺ 妇科炎症——舌根腻苔出现在妇女身上，多有此证。

证机概要	肺气不足，表虚不固
治法	补益肺气
方药	补肺汤加减
处方	党参10g、黄芪30g、沙参10g、熟地黄10g、五味子10g、百合10g。 7剂，水煎服，日1剂
方解	本方补益肺气，肃肺止咳，适用于肺气虚短气息促，咳嗽无力。 党参、黄芪、沙参——益气补肺；熟地黄、五味子、百合——益肾敛肺

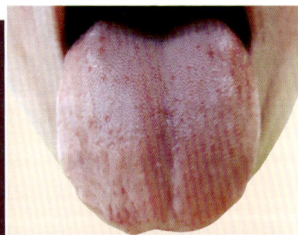

02 心气亏虚——舌质胖

主症 心悸，气短，劳则尤甚，神疲体倦。

上焦 ❶ 胸闷气短——舌尖为心肺，舌质胖，苔薄白，为心阳不足，心气亏虚；

❷ 慢性咽炎——舌尖中部凹陷，多为慢性咽炎；

中焦 ❸ 胃胀、纳差——舌中部凹陷为脾胃虚弱；

下焦 ❹ 腰膝酸软，下肢冷——舌根凹陷，质胖，为脾肾阳虚。

证机概要	心气不足，心失所养
治法	益气养心
方药	七福饮加减
处方	党参10g、白术20g、熟地黄20g、炙甘草10g、当归10g、酸枣仁30g。 7剂，水煎服，日1剂
方解	上方补益气血，宁心安神，适用于心气不足者。 党参、白术、炙甘草——益气养心；熟地黄、当归——滋补阴血；酸枣仁、远志——宁心安神

方歌 ▶ **七福饮**　忧郁痴呆七福饮，参熟归术酸枣仁；
甘草远志蜜炙用，补肾益脾生姜引

03 脾气亏虚——舌胖白

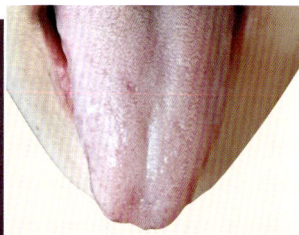

主症 饮食减少，食后胃脘不舒，倦怠乏力，大便溏薄，面色萎黄。

上焦
❶ 胸闷、气短、懒言——舌尖为心肺所属，舌质淡，为气血亏虚，胸阳不足；
❷ 慢性咽炎——舌尖中部凹陷，多见慢性咽炎；

中焦
❸ 胃胀，纳谷不香——舌质胖淡为脾胃虚弱，脾阳不足，运化无力而致；

下焦
❹ 腰膝酸软，下肢冷——舌根凹陷，舌质淡为脾肾阳虚，不能温养腰府及四肢，阳气不达四末。

证机概要	脾虚失健，生化乏源
治法	健脾益气
方药	加味四君子汤加减
处方	党参 10g、黄芪 20g、白术 20g、甘草 10g、茯苓 20g、白扁豆 20g。 7 剂，水煎服，日 1 剂
方解	本方益气健脾除湿，适用于脾气亏虚而夹湿者。 党参、黄芪、白术、甘草——益气健脾；茯苓、白扁豆——健脾除湿

方歌 ▶ **加味四君子汤**　四君子汤中和义，参术茯苓甘草比，益以夏陈名六君，健脾化痰又理气

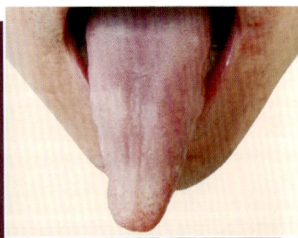

04 肾气亏虚——舌淡暗

主症 神疲乏力，腰膝酸软，小便频数而清。

上焦 ❶ 气短乏力——舌质淡，少苔，心气不足；

中焦 ❷ 胃胀、纳差——舌中凹陷为脾胃虚弱；

下焦 ❸ 腰膝酸软——舌根略凹陷，肾阳不足，肾气亏虚；
    ❹ 四肢寒冷——阳气不足，气血亏虚，四肢不温。

证机概要	肾气不充，腰督失养，固摄无权
治法	益气补肾
方药	大补元煎加减
处方	党参 10g、山药 20g、杜仲 10g、炙甘草 10g、熟地黄 30g、当归 10g、山茱萸 20g、枸杞子 20g。 7 剂，水煎服，日 1 剂
方解	本方补益肾气，适用于肾气不足之证。 党参、山药、炙甘草——益气固肾；杜仲、山茱萸——温补肾气；熟地黄、枸杞子、当归——补养精血

方歌 ▶ **大补元煎** 大补元煎益精方，党参草药培脾安；
归地山萸滋真水，杜仲枸杞冲任藏

二、血虚

唇、舌、指甲色淡，头晕眼花，肌肤粗糙，舌质淡红，苔少。

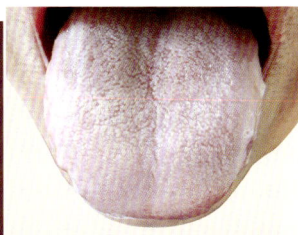

01 心血亏虚——舌质淡

主症 心悸，健忘，失眠，多梦，面色不华。

上焦
❶ 胸闷气短——舌淡质胖，气血亏虚，胸阳不振；
❷ 慢性咽炎——舌尖中部凹陷，多为慢性咽炎；
❸ 失眠——气血不足，心神失养；

中焦
❹ 胃胀、纳差——舌中部凹陷为脾胃虚弱；
❺ 乏力，易疲劳——舌两边齿痕，肝脾两虚，肝主筋，脾主肉，故有此症状；

下焦
❻ 腰椎不好——舌根凹陷，反映腰椎有问题；
❼ 腰膝酸软——舌根凹陷，肾阳虚弱；
❽ 四肢寒冷——阳气不足，气血亏虚，四肢不温。

证机概要	心血亏虚，心失所养
治法	养血宁心
方药	养心汤加减
处方	党参 10g、黄芪 20g、茯苓 20g、五味子 10g、甘草 10g、当归 10g、川芎 20g、柏子仁 20g、酸枣仁 30g、远志 10g、肉桂 10g、半夏曲 10g。 7 剂，水煎服，日 1 剂
方解	党参、黄芪、茯苓、五味子、甘草——益气生血；当归、川芎、柏子仁、酸枣仁、远志——养血宁心；肉桂、半夏曲——温中健脾，以助气血之生化

方歌 ▶ **养心汤**　养心汤用草芪参，二茯芎归柏子寻；
夏曲远志兼桂味，再加酸枣总宁心

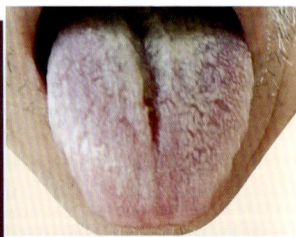

02 肝血亏虚——舌质淡

主症 胁痛，肢体麻木，筋脉拘急，兼有以下症状。

上焦 ❶ 头晕晕乎乎——舌胖，苔白腻，为湿油蒙窍；
❷ 胸闷气短——舌胖，气血亏虚及湿油在胸，胸阳不振；
中焦 ❸ 胃胀，不思饮食——舌中部腻苔，裂纹，为痰湿碍胃；
下焦 ❹ 腰困重——舌根腻苔为痰油下注；
❺ 溲黄油，尿等污——痰油下注膀胱。

证机概要	肝血亏虚，筋脉失养
治法	补血养肝
方药	四物汤加减
处方	熟地黄 10g、当归 10g、芍药 10g、川芎 30g、黄芪 30g、党参 10g、白术 40g。 7 剂，水煎服，日 1 剂
方解	本方补血调血，加味后适用于肝血虚证。 熟地黄、当归——补血养肝；芍药、川芎——和营调血；黄芪、党参、白术——补气生血

方歌

四物汤	四物芎归芍地黄，女科诸症最为良； 调经养血医虚损，胎产无如用此方
补肺汤	补肺要紧好参芪，紫菀五味桑白皮； 妙在一味黑熟地，金水相生病自离

三、阴虚

面颧红赤，唇红，低热，潮热，手足心热，虚烦不安，盗汗，口干，舌质光红少津，脉细数无力。

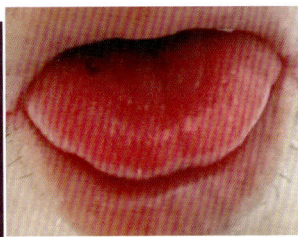

01 肺阴亏虚——舌质红

主症 干咳，咯血，咽燥，潮热，盗汗。

上焦 ❶ 心烦、心悸——舌尖红，热扰心神；
❷ 失眠——舌尖红，火扰神明；
❸ 口干、咽干——心肺热盛；
中焦 ❹ 胃灼热或者胃脘隐痛——舌中为脾胃，中有裂纹，为胃阴亏；
下焦 ❺ 舌根不能看到（略）。

证机概要	肺阴亏虚，肺失清润
治法	养阴润肺
方药	沙参麦冬汤加减
处方	沙参 20g、麦冬 40g、玉竹 20g、天花粉 20g、桑叶 10g、甘草 10g。 7 剂，水煎服，日 1 剂
方解	本方滋养肺胃，生津润燥，适用于肺胃阴虚之证。 沙参、麦冬、玉竹——滋养肺阴；天花粉、桑叶、甘草——清热润燥

方歌 **沙参麦冬汤** 沙参麦冬扁豆桑，玉竹花粉甘草襄；
秋燥耗津伤肺胃，咽涸干咳最堪尝

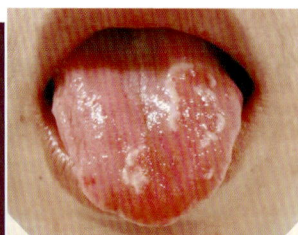

02 肾阴亏虚——舌质红

主症 腰酸，眩晕，耳鸣，盗汗。

上焦 ❶ 心烦、心悸——舌尖红，热扰心神；
❷ 失眠——舌尖红，火扰神明；
❸ 口干或不干——心火旺盛，心阴亏虚而津伤；

中焦 ❹ 胃隐痛——舌中裂纹，质红，为胃阴亏虚；
❺ 胁胀满、眼干，急躁易怒——舌两边红为肝阴不足，阴虚火旺；

下焦 ❻ 五心烦热——肾阴亏虚，虚热内生。

证机概要	肾精不足，失于濡养
治法	滋补肾阴
方药	左归丸加减
处方	熟地黄 20g、山药 20g、枸杞子 10g、山茱萸 20g、菟丝子 10g、川牛膝 20g、龟甲胶（烊化）10g、鹿角胶（烊化）10g。 7 剂，水煎服，日 1 剂
方解	本方滋补肾阴。 熟地黄——滋肾填精，大补真阴；山茱萸——养肝滋肾，涩精敛汗；山药——补脾益阴，滋肾固精；枸杞子——补肾益精，养肝明目；龟甲胶、鹿角胶——为血肉有情之品，峻补精髓，龟甲胶偏于补阴，鹿角胶偏于补阳，在补阴之中配伍补阳药，取"阳中求阴"之义；菟丝子、川牛膝——益肝肾，强腰膝，健筋骨；诸药合用，共奏滋阴补肾、填精益髓之效

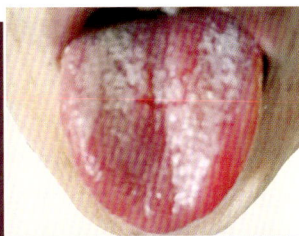

03 肝阴亏虚——舌红苔少

主症 头痛，眩晕，耳鸣，目干畏光，视物不明。

上焦 ❶ 心烦、心悸——舌尖红，热扰心神；
❷ 失眠——舌尖红，火扰神明；
❸ 口干、咽干——心火旺盛，心阴亏虚而津伤；

中焦 ❹ 胃隐痛——舌中裂纹，质红，为胃阴亏虚；
❺ 胁胀满、眼干、急躁易怒——舌两边红为肝阴不足，阴虚火旺；

下焦 ❻ 五心烦热——肾阴亏虚，虚热内生。

证机概要	阴虚阳亢，上扰清空
治法	滋养肝阴
方药	补肝汤加减
处方	熟地黄 10g、当归 10g、芍药 30g、川芎 10g、木瓜 20g、甘草 10g、山茱萸 10g、首乌 10g。 7 剂，水煎服，日 1 剂
方解	本方养血柔肝，滋养肝阴，适用于肝阴虚证。 熟地黄、当归、芍药、川芎——养血柔肝；木瓜、甘草——酸甘化阴；山茱萸、首乌——滋养肝阴

方歌

补肝汤	补肝汤中熟地黄，当归川芎芍药襄， 麦冬木瓜草枣配，滋阴养肝此方尝
左归丸	左归丸内山药地，萸肉枸杞与牛膝； 菟丝龟鹿二胶合，壮水之主第一方

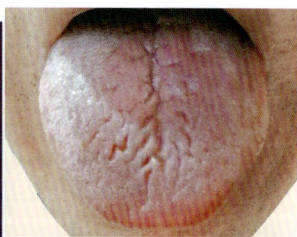

04 脾胃阴虚——裂纹舌

主症 口干唇燥，不思饮食，大便燥结。

上焦 ❶ 干咳或者咽干——舌尖红，少苔，裂纹，心肺阴亏，津液不足；

❷ 心烦、心悸——舌尖红，热扰心神；

❸ 失眠——舌尖红，火扰神明；

中焦 ❹ 胃灼热或者干呕——舌中为脾胃，热灼津伤而有裂纹；

下焦 ❺ 五心烦热——肾阴亏虚，虚热内生。

证机概要	脾胃阴伤，失于濡养
治法	养阴和胃
方药	益胃汤加减
处方	沙参20g、麦冬30g、生地黄20g、玉竹10g、白芍30g、乌梅10g、甘草10g、玫瑰花10g。 7剂，水煎服，日1剂
方解	本方养阴和胃，适用于脾胃阴虚之证。 沙参、麦冬、生地黄、玉竹——滋阴养液；白芍、乌梅、甘草——酸甘化阴；玫瑰花——醒脾健胃

方歌 ▶ **益胃汤** 益胃汤能养胃阴，冰糖玉竹与沙参；麦冬生地同煎服，温病须虑热伤津

四、阳虚

面色苍白或晦暗，怕冷，手足不温，出冷汗，精神疲倦，气息微弱，或有浮肿，舌质胖嫩，边有齿印，苔淡白而润，脉细微、沉迟或虚大。

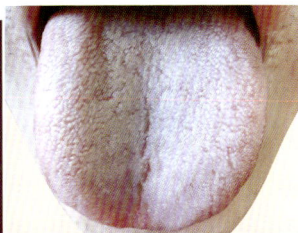

01 心阳亏虚——舌质淡

主症 心悸，心胸憋闷，形寒肢冷。

上焦 ❶ 慢性咽炎——舌尖中部凹陷，多为慢性咽炎；
❷ 胸闷气短——舌尖为心肺，舌质胖，苔薄白，为心阳不足，心血亏虚；

中焦 ❸ 胃胀、纳差——舌中凹陷，为脾胃虚弱；

下焦 ❹ 腰膝酸软——舌根凹陷，肾阳虚弱；
❺ 四肢寒冷——阳气不足，气血亏虚，四肢不温。

证机概要	心阳不振，心气亏虚，运血无力
治法	益气温阳
方药	保元汤加减
处方	党参 10g、黄芪 30g、肉桂 10g、炙甘草 20g、生姜 10g。 7 剂，水煎服，日 1 剂
方解	本方益气温阳。 党参、黄芪——大补元气，扶助心气；甘草炙用——甘温益气，通经利脉，行血气；肉桂——辛热补阳，温通血脉；或以桂枝易肉桂，有通阳、行瘀之功；生姜——温中

方歌 ▶ **保元汤**
保元补益总偏温，桂草参芪四味存；
男妇虚劳幼科痘，持纲三气妙难言

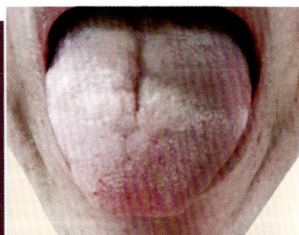

02 脾阳亏虚——舌淡暗

主症 面色萎黄，食少，形寒，神倦乏力，少气懒言。

上焦 ❶ 头晕晕乎乎——舌质胖，且舌尖黄腻苔，为湿浊蒙窍；
❷ 胸闷气短——舌尖为心肺，舌质胖，为痰浊阻滞心胸；

中焦 ❸ 嗳气，胃胀，厌食吞酸——舌胖，中部厚苔，裂纹，为痰湿中阻，脾肾阳虚，胃失和降；

下焦 ❹ 腰椎不好——舌根凹陷，为腰椎不好；
❺ 腰膝酸重，肢寒——舌根略有裂纹，略有腻苔，为下焦痰浊。

证机概要	中阳亏虚，温煦乏力，运化失常
治法	温中健脾
方药	附子理中汤加减
处方	党参10g、白术20g、干姜10g、炙甘草20g、附子（先煎）10g。 7剂，水煎服，日1剂
方解	本方益气温中健脾，适用于脾阳虚证。 党参、白术、甘草——益气健脾；附子、干姜——温中祛寒

方歌 ▶ 附子理中汤　理中参术草干姜，温中健脾各三两；中阳不足痛呕利，服后还余啜粥功。

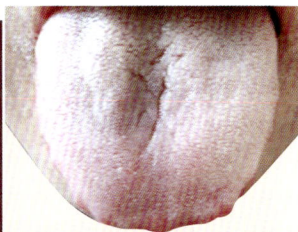

03 肾阳亏虚——舌质淡

主症 腰背酸痛,遗精,阳痿,多尿,畏寒肢冷。

上焦 ❶ 头晕,健忘——舌胖,脾肾阳虚,心阳不足,气血亏乏不能上达清窍,清窍失养;
❷ 胸闷气短——气血亏虚及心阳虚弱,胸阳不振;

中焦 ❸ 胃胀、纳差——舌中凹陷,为脾胃虚弱;
❹ 大便黏腻——舌胖,多有湿邪阻滞中焦;

下焦 ❺ 腰膝酸软,下肢冷——舌根凹陷,为肾阳不足。

证机概要	肾阳亏虚,失于温煦,固摄无权
治法	温补肾阳
方药	右归丸加减
处方	附子（先煎）10g、肉桂10g、杜仲20g、山茱萸20g、枸杞子20g、当归10g、熟地黄40g、菟丝子20g、鹿角胶（烊化）10g。 7剂,水煎服,日1剂
方解	附子、肉桂——温补肾阳；杜仲、山茱萸、菟丝子、鹿角胶——温补肾气；熟地黄、白术、枸杞子、当归——补益精血,滋阴以助阳

方歌 **右归丸** 右归丸中地附桂,山药茱萸菟丝归；
杜仲鹿胶枸杞子,益火之源此方魁

第八节　肥胖

肥胖是由于多种原因导致体内膏脂堆积过多，体重异常增加，并伴有头晕乏力、神疲懒言、少动气短等症状的一类病证。

诊断依据：体重超出标准体重[标准体重(kg) = (身高cm-100)x0.9(kg)] 20%以上，或体重质量指数[体重质量指数 = 体重(kg) ／身高(m)^2]超过24为肥胖，排除肌肉发达或水分潴留因素，即可诊断为本病。

初期轻度肥胖仅体重增加20%～30%，常无自觉症状。中、重度肥胖常见伴随症状，如神疲乏力、少气懒言、气短气喘、腹大胀满等。

01 脾虚不运——舌质淡

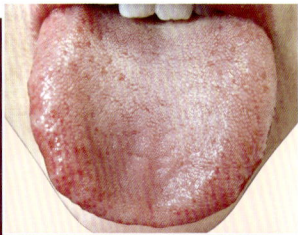

主症 肥胖臃肿，神疲乏力，身体困重，胸闷脘胀。一般舌胖兼有齿痕舌者，脾肾阳虚的同时还有湿浊较重，并不单单是脾虚一个证型。

上焦 ❶胸闷气短——舌质胖，苔薄白，为脾肾及心阳均不足，心血亏虚；

中焦 ❷胁胀——舌两边齿痕，亦为湿浊阻滞胸胁，气机不畅；

❸胃胀、纳差——舌齿痕，胖大为脾胃虚弱，脾虚不运，气机升降失司，多还有嗳气或者呃逆；

❹大便时稀时干——随情绪、天气、饮食变化而多见，总之比较弱，稍不注意就溏泻；

注：此种人情绪也是多变，一会儿晴天，眉开眼笑；一会儿阴天，怒气横天。

下焦 ❺腰膝酸困，下肢冷——舌胖，为肾阳不足；

❻下肢轻度浮肿——舌根胖，为脾肾阳虚，会随齿痕的程度而变。

证机概要	脾虚不运
治法	益气健脾利水
方药	参苓白术散合防己黄芪汤加减
处方	党参 10g、黄芪 20g、茯苓 20g、莲子肉 10g、桔梗 10g、山药 20g、白扁豆 20g、薏苡仁 40g、白术 20g、陈皮 10g、防己 10g、砂仁（后下）6g、猪苓 10g、泽泻 20g、车前子（包）20g、大枣 12 枚。 7 剂，水煎服，日 1 剂
方解	前方健脾益气渗湿，适用于脾虚不运之肥胖；后方益气健脾利水，适用于气虚水停之肥胖。两方相合，健脾益气作用加强，恢复脾的运化功能，以杜生湿之源，同时应用渗湿利水之品，祛除水湿以减肥。 党参、黄芪、茯苓、白术、大枣——健脾益气；桔梗——性上浮，兼益肺气；山药、白扁豆、薏苡仁、莲子肉——渗湿健脾；陈皮、砂仁——理气化滞，醒脾和胃；防己、猪苓、泽泻、车前子——利水渗湿

方歌	参苓白术散	参苓白术扁豆陈，山药甘莲砂薏仁；桔梗上浮兼保肺，枣汤调服益脾神
	防己黄芪汤	小承气汤朴实黄，谵狂痞硬上焦强；识得燥结分轻重，脉滑不紧用此方

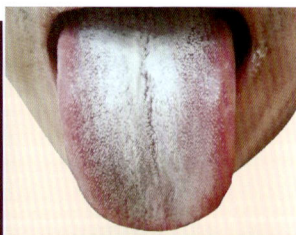

02 痰湿内盛——黏腻苔

主症 形盛体胖，身体重着，胸膈痞满。

上焦 ❶ 胸闷——舌尖苔薄白，腻苔，为痰湿阻滞胸阳；
❷ 咽干、嘴干、目涩——舌两边质红，为肝胆火盛；
❸ 易急易怒，脾气大——舌边质红，为肝胆火盛；
❹ 心下满，口臭——舌中部为脾胃，腻苔为痰湿中阻，气机不畅，胃失和降；
中焦 ❺ 腰膝酸软——舌根腻苔，为下焦痰浊；
❻ 溲黄浊、尿等待——痰湿下注膀胱，膀胱气化不利；
下焦 ❼ 阳痿或者早泄——湿浊下注，宗筋无力。

证机概要	痰湿内盛，困遏脾运，阻滞气机
治法	燥湿化痰，理气消痞
方药	导痰汤加减
处方	半夏 10g、生姜 10g、橘红 20g、制天南星 6g、枳实 30g、泽泻 20g、冬瓜皮 20g、决明子 30g、白术 20g、茯苓 30g、甘草 10g、莱菔子 20g。 7 剂，水煎服，日 1 剂
方解	本方燥湿化痰和胃，理气开郁消痞，适用于痰湿内盛，气机壅滞。 半夏、制天南星、生姜——燥湿化痰和胃；橘红、枳实——理气化痰；冬瓜皮、泽泻——淡渗利湿；决明子——通便；莱菔子——消食化痰；白术、茯苓——健脾化湿；甘草——调和诸药

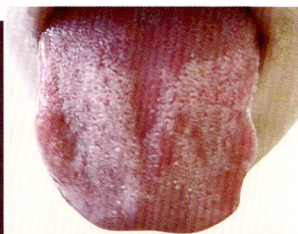

03 胃热滞脾——舌质红

主症 多食，消谷善饥，形体肥胖，脘腹胀满。

上焦 ❶ 头脸爱出油——舌质胖且舌红，为机体有湿有热，湿热蒸腾于面，迫津外泄而多油；

中焦 ❷ 易饥易饿——舌红且舌中无苔，为胃火炽盛，消谷善饥；

❸ 口苦——舌中部红无苔，为火旺伤津，消谷耗液；

下焦 ❹ 五心烦热——舌根质红为肾阴亏虚，虚热内生。

证机概要	胃热脾湿，精微不化，膏脂淤积
治法	清胃泻火，佐以消导
方药	小承气汤合保和丸加减
处方	连翘 10g、黄连 6g、枳实 30g、大黄 6g、厚朴 10g、山楂 10g、神曲 20g、茯苓 20g、陈皮 10g、半夏 10g、莱菔子 20g。 7 剂，水煎服，日 1 剂
方解	前方通腑泻热，行气散结，用于胃肠有积热，热邪伤津而见肠中有燥屎者；后方重在消食导滞，用于食积于胃而见胃气不和者。两方合用，有清热泻火、导滞化积之功，使胃热除，脾湿化，水谷精微归于正化。 大黄——泻热通便；连翘、黄连——清胃泻火；枳实、厚朴——行气散结；山楂、神曲、莱菔子——消食导滞；陈皮、半夏——理气化痰和胃；茯苓——健脾利湿

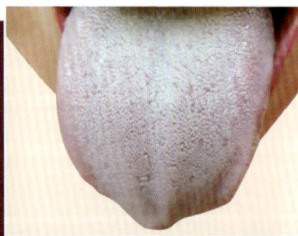

04 脾肾阳虚——舌质淡

主症 形体肥胖，颜面虚浮，自汗气喘，动则更甚，畏寒肢冷。

上焦	❶ 头晕晕乎乎——舌胖，苔白，为脾肾阳虚，痰浊蒙窍； ❷ 胸闷、气短——为胸阳不振；
中焦	❸ 胃胀、纳差——舌中部苔白为脾胃虚弱；
下焦	❹ 腰膝酸软、尿频——舌根苔白，为肾阳不足。

证机概要	脾肾阳虚，气化不行，气短乏力
治法	温补脾肾，利水化饮
方药	真武汤合苓桂术甘汤加减
处方	附子（先煎）10g、桂枝 10g、茯苓 40g、白术 40g、白芍 10g、甘草 10g、生姜 10g。 7 剂，水煎服，日 1 剂
方解	前方温阳利水，适用于肾阳虚衰，水气内停之肥胖；后方健脾利湿，温阳化饮，适用于脾虚湿聚饮停之肥胖。两方合用，共奏温补脾肾、利水消肿之功。 附子、桂枝——补脾肾之阳，温阳化气；茯苓、白术——健脾利水化饮；白芍——敛阴；甘草——和中；生姜——温阳散寒

方歌

真武汤	真武汤壮肾中阳，苓芍术附加生姜； 少阴腹痛寒水聚，悸眩瞤惕急煎尝
苓桂术甘汤	苓桂术甘化饮剂，健脾又温膀胱气； 饮邪上逆气冲胸，水饮下行眩晕去

第捌章

肢体经络病证

肢体经络病证是由于外感或内伤等因素，导致机体病变，出现肢体经络相关症状，甚或肢体功能障碍、结构失常的一类疾病。肢体即四肢和外在的躯体，与经络相连，具有防御外邪、保护内在脏腑组织的作用，在生理上以通利为顺，在病理上因瘀滞或失养而为病。

第一节　痹证

痹证是由于风、寒、湿、热等邪气闭阻经络，影响气血运行，导致肢体筋骨、关节、肌肉等处发生疼痛、重着、酸楚、麻木，或关节屈伸不利、僵硬、肿大、变形等症状的一种疾病。轻者病在四肢关节肌肉，重者可内舍于脏。

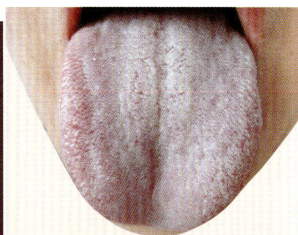

01 风寒湿痹——舌胖大
风痹——舌淡苔薄腻

主症 肢体关节、肌肉疼痛酸楚，屈伸不利。

上焦 ❶ 慢性咽炎——舌尖中部为咽喉，慢性咽炎多见舌尖中部凹陷；

中焦 ❷ 胃胀、纳差——舌中部凹陷，为脾胃虚弱；

❸ 乏力，易疲劳——舌胖，为脾肾阳虚，气血亏虚；

下焦 ❹ 腰膝酸软，下肢冷——舌根凹陷，为肾阳不足，阳虚不温，阳气不达四末。

证机概要	风邪兼夹寒湿，留滞经脉，闭阻气血
治法	祛风通络，散寒除湿
方药	防风汤加减
处方	黄芪 30g、麻黄 6g、芍药 30g、制川乌 6g、甘草 10g。 7 剂，水煎服，日 1 剂
方解	本方有发散风寒、祛湿通络的作用。 制川乌、麻黄——温经散寒，通络镇痛；芍药、甘草、蜂蜜——缓急止痛；黄芪——益气固表，利血通痹

方歌 ▶ **防风汤** 防风汤用麻葛桂，姜甘大枣杏仁随；
当归赤苓芃黄芩，祛风通络治行痹

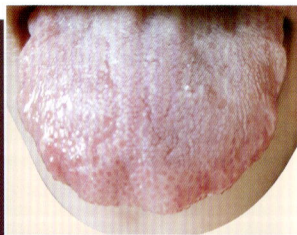

01 风寒湿痹——舌胖大
着痹湿盛——舌水滑

主症 肢体关节、肌肉酸楚、重着，疼痛，肿胀散漫。

上焦 ❶ 胸闷气短——舌尖为心肺，舌质胖，为肺气不足，心阳亏虚，心血不足；

中焦 ❷ 胃胀、纳差——舌中部苔白为脾胃虚弱；
❸ 乏力，易疲劳——舌两边齿痕，为脾肾阳虚，气血亏虚；
❹ 流涎——大胖舌多有此证，越胖越能准确诊断；

下焦 ❺ 腰膝酸软，下肢冷——舌根凹陷，为肾阳不足，阳虚不温，阳气不达四末；
❻ 尿频——肾阳不足，津不气化。

证机概要	湿邪偏盛，络脉不通
治法	健脾祛湿，发散风寒
方药	薏苡仁汤加减
处方	桂枝 10g、苍术 10g、甘草 10g、制川乌 6g、羌活 10g、独活 10g、防风 10g、薏苡仁 60g、麻黄 6g、当归 10g、川芎 10g。 7 剂，水煎服，日 1 剂
方解	本方具有健脾祛湿、发散风寒的作用，适用于痹证湿邪偏盛，关节疼痛，肿胀重着。 薏苡仁、桂枝、制川乌——温经散寒；苍术、甘草——益气健脾除湿；羌活、独活、防风——祛风除湿；麻黄、桂枝——祛湿止痛；当归、川芎——养血活血通脉

方歌 ▶ **薏苡仁汤**　薏苡仁汤麻桂芎，二活防风川乌苍；
生姜甘草当归用，风行寒散湿亦除

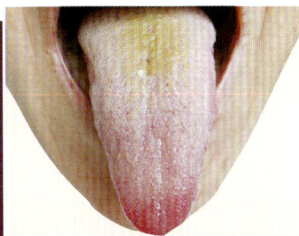

02 风湿热痹——苔黄腻

主症 游走性关节疼痛,活动不便。

上焦 ❶ 心烦心悸——舌尖红,热扰心神;
❷ 失眠——舌尖红,火扰神明;

中焦 ❸ 胃胀、纳差——舌中下部苔略黄腻为脾胃虚弱,湿热中阻;

下焦 ❹ 腰困重——舌根腻苔为痰浊下注;
❺ 溲黄——痰浊下注膀胱。

证机概要	风湿热邪壅滞经脉,气血闭阻不通
治法	清热通络,祛风除湿
方药	白虎加桂枝汤合宣痹汤加减
处方	知母 10g、黄柏 10g、连翘 10g、生石膏(先煎)30g、桂枝 10g、防己 6g、杏仁 10g、滑石(先煎)20g、蚕砂 6g、赤小豆 30g。 7 剂,水煎服,日 1 剂
方解	前方以清热宣痹为上,适用于风湿热痹者;后方重在清热利湿,宣痹通络,适用于风湿热痹,关节疼痛明显者。 生石膏、知母、黄柏、连翘——清热养阴;桂枝——疏风解肌通络;防己、杏仁、滑石、赤小豆、蚕砂——清利湿热,通络宣痹

方歌 ▶ **宣痹汤** 宣痹汤治湿热痹,滑杏苡仁夏防己;
蚕砂栀子加连翘,利湿清热有豆皮

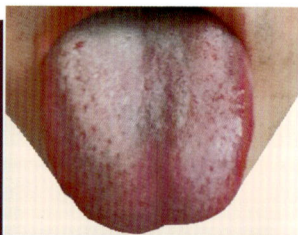

03 痰瘀痹阻——舌紫暗

主症 痹证日久，肌肉关节刺痛，固定不移，关节僵硬变形，屈伸不利。

上焦 ❶ 胸闷气短——舌尖为心肺，心阳不足；

❷ 慢性咽炎——舌尖中部凹陷，多为慢性咽炎；

❸ 胸痛、胸闷、心悸——舌尖紫暗，瘀阻心络；

❹ 失眠——舌紫暗，多梦见棺材、死人，易惊吓；

中焦 ❺ 胃胀、纳差——舌中部凹陷，舌胖为脾胃虚弱，湿浊内生；

❻ 乏力，易犯困——舌两边齿痕，为脾肾阳虚，湿浊内生；

下焦 ❼ 腰膝酸软、下肢冷或者关节僵硬——舌根凹陷，为肾阳不足，阳虚不温，阳气不达四末。

证机概要	痰瘀互结，留滞肌肤，闭阻经脉
治法	化痰行瘀，蠲痹通络
方药	双合汤加减
处方	桃仁 10g、红花 10g、当归 10g、川芎 10g、白芍 20g、茯苓 20g、半夏 10g、陈皮 10g、白芥子 10g、竹沥 10g。 7 剂，水煎服，日 1 剂
方解	本方具有活血化瘀、祛痰通络的作用，适用于痰瘀痹阻筋脉，关节重着疼痛者。 桃仁、红花、当归、川芎、白芍——活血化瘀，通络止痛；茯苓、半夏、陈皮、白芥子、竹沥——健脾化痰

方歌 ▶ **双合汤** 桃红四物汤＋二陈汤＋苓芥草（茯苓、白芥子、甘草）

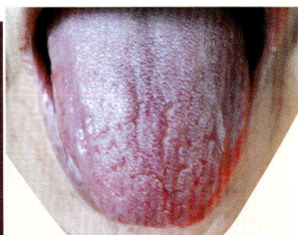

04 肝肾两虚——舌质暗

主症 关节痛，腰膝酸软。

上焦 ❶ 心烦、心悸——舌尖浅红，质淡，心阴亏虚，虚热内扰心神；
❷ 失眠——阴虚火旺，虚热内生；

中焦 ❸ 胃胀——舌质胖为脾胃虚弱；
❹ 乏力，易疲劳——舌胖，为脾肾阳虚，气血亏虚；

下焦 ❺ 腰膝酸软，下肢冷——舌根质胖，为肾阳不足，阳虚不温，阳气不达四末。

证机概要	肝肾不足，筋脉失于濡养、温煦
治法	培补肝肾，舒筋止痛
方药	补血荣筋丸加减
处方	熟地黄 20g、牛膝 10g、杜仲 10g、肉苁蓉 10g、天麻 10g、木瓜 10g、五味子 10g、菟丝子 20g、桑寄生 20g、鹿茸粉（冲）3g。 7 剂，水煎服，日 1 剂
方解	本方具有滋补肝肾、祛风湿、舒筋通络止痛的作用，用于久痹之肝肾不足，筋脉失养证。 熟地黄、肉苁蓉、五味子——滋阴补肾，养血暖肝；鹿茸、菟丝子、牛膝、杜仲——补肝肾，壮筋骨；桑寄生、天麻、木瓜——祛风湿，舒筋通络止痛

方歌 ▶ **补血荣筋丸**　补血荣筋天苁膝，地瓜鹿菟配五味；
共为细末炼蜜丸，肢体痿软阴血起

第二节 腰痛

腰痛又称"腰脊痛"，是指因外感、内伤或挫闪导致腰部气血运行不畅，或失于濡养而引起腰脊或脊旁部位疼痛为主要症状的一种病证。

01 肾虚腰痛
肾阴虚——舌嫩有裂纹

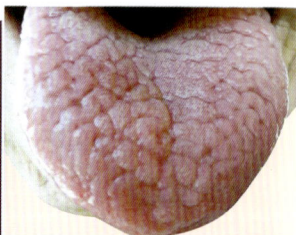

主症 腰部隐隐作痛，酸软无力，缠绵不愈，心烦少寐，口燥咽干，面色潮红，手足心热。

上焦
❶ 心烦、心悸——舌尖红，热扰心神；
❷ 失眠——舌尖红，火扰神明；
❸ 手心热——心阴亏虚，虚热内生；
❹ 口干、咽干——热灼津伤；

中焦
❺ 胃隐痛或饥不欲食——舌中部嫩，有裂纹，为胃阴亏虚；

下焦
❻ 腰膝酸软——舌根少苔、裂纹、质嫩，为肾阴不足；
❼ 五心烦热——舌根少苔、裂纹、质嫩，肾阴亏虚，虚热内生。

证机概要	肾阴不足，不能濡养腰脊
治法	滋补肾阴，濡养筋脉
方药	左归丸加减
处方	熟地黄20g、枸杞子10g、山茱萸10g、山药30g、菟丝子10g、牛膝20g、龟甲胶（烊化）10g、鹿角胶（烊化）10g。 7剂，水煎服，日1剂
方解	本方有滋阴补肾、强壮腰脊的作用，适用于肾阴亏虚，腰脊失于濡养，腰痛绵绵，五心烦热。 熟地黄、枸杞子、山茱萸、山药、龟甲胶——滋补肾阴；菟丝子、鹿角胶、牛膝——温肾壮腰，阳中求阴

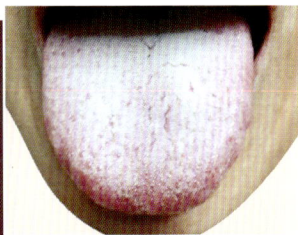

01 肾虚腰痛
肾阳虚——舌胖质淡白

主症 腰部隐隐作痛，酸软无力，缠绵不愈，局部发凉，反复发作。

上焦
❶ 头晕晕乎乎——舌胖，湿浊蒙窍；
❷ 胸闷气短——气血亏虚及湿浊在胸，胸阳不振；

中焦
❸ 胃胀、纳差——舌中部苔白为脾胃虚弱；
❹ 乏力、易疲劳——舌胖，苔白，为脾肾阳虚，气血亏虚；

下焦
❺ 腰膝酸软，下肢冷——舌根苔白，质胖，为肾阳不足，阳虚不温，阳气不达四末；
❻ 尿频——舌根质胖，苔白，为肾阳不足，津不气化。

证机概要	肾阳不足，不能温煦筋脉
治法	补肾壮阳，温煦经脉
方药	右归丸加减
处方	黑附子（先煎）10g、熟地黄 10g、山茱萸 10g、山药 20g、肉桂 6g、杜仲 15g、枸杞子 20g、菟丝子 20g、当归 10g、鹿角胶（烊化）6g。 7 剂，水煎服，日 1 剂
方解	本方有补肾壮腰、温煦作用，适用于腰痛绵绵，拘急肢冷。 肉桂、附子、鹿角胶、杜仲、枸杞子——温补肾阳，填精补髓；熟地黄、山茱萸、山药——滋阴益肾，养肝补脾；菟丝子——补阳益阴，固精缩尿；当归——补血养肝

方歌 ▶ **右归丸** 右归丸中地附桂，山药茱萸菟丝归；
杜仲鹿胶枸杞子，益火之源此方魁

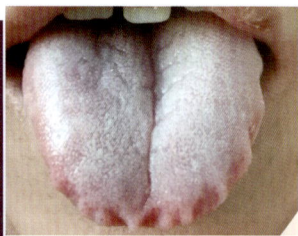

02 寒湿腰痛——舌淡胖

主症 腰部冷痛重着，转侧不利，如带大水袋。

上焦
❶ 胸闷、气短、懒言——舌尖为心肺所属，舌质胖淡，为脾肾阳虚，气血乏源，胸阳不足；
❷ 头晕晕乎乎——舌胖苔白，为脾肾阳虚，气血不足，清窍失养；
❸ 头重如裹——舌胖苔白，寒湿束头；
❹ 慢性咽炎——舌尖中部凹陷，多见慢性咽炎；

中焦
❺ 胃胀，纳谷不香——舌质胖淡且舌中凹陷，为脾胃虚弱，脾阳不足，运化无力而致；
❻ 腹泻、腹痛——舌淡胖且舌中凹陷，为脾胃寒湿，客于胃肠，小肠不得成聚，故泄泻腹痛；

下焦
❼ 腰痛——舌根凹陷为肾虚，舌胖舌淡为寒湿，寒湿困于腰府，筋脉痹阻则发腰痛如冰；
❽ 四肢冷——舌根凹陷，舌质淡胖为肾阳衰微，阴寒内盛，阳气不达四末。

证机概要	寒湿闭阻，滞碍气血，经脉不利
治法	散寒行湿，温经通络
方药	甘姜苓术汤加减
处方	干姜 10g、桂枝 10g、甘草 10g、牛膝 10g、茯苓 40g、白术 20g、杜仲 10g、桑寄生 20g、续断 10g。 7 剂，水煎服，日 1 剂
方解	本方有温中化湿的作用，适用于寒湿闭阻经脉而致腰痛之证。 干姜、桂枝、甘草、牛膝——温经散寒，通络止痛；茯苓、白术——健脾渗湿；杜仲、桑寄生、续断——补肾壮腰

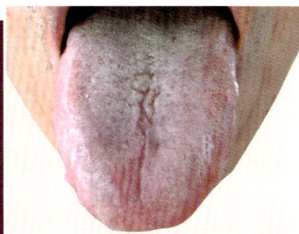

03 湿热腰痛——舌根腻

主症 腰部疼痛，重着而热，暑湿阴雨天气
症状加重。

上焦 ❶ 心烦心悸——舌尖红，热扰心神；

❷ 失眠——舌尖红，火扰神明；

❸ 胸闷、脘痞——舌尖红，黄腻苔，为湿热上犯上焦；

❹ 头晕晕乎乎——舌质胖，舌尖红，中后部黄腻苔，为湿热上蒸清窍；

❺ 头脸爱出油——湿热上蒸清窍；

❻ 慢性咽炎——舌尖中部凹陷，多为慢性咽炎；

中焦 ❼ 胃胀、口臭——舌中部浅黄苔，裂纹，为湿热中阻；

下焦 ❽ 腰困重——舌根腻苔为湿热下注；

❾ 溲黄——湿浊下注膀胱。

证机概要	湿热壅遏，经气不畅，筋脉失舒
治法	清热利湿，舒筋止痛
方药	四妙丸加减
处方	苍术 10g、黄柏 10g、木瓜 10g、薏苡仁 60g、络石藤 20g、川牛膝 10g。 7 剂，水煎服，日 1 剂
方解	本方有清利湿热、舒筋通络、强壮腰脊的作用，适用于湿热壅遏、经脉不舒、腰脊疼痛。 苍术、黄柏、薏苡仁——清利下焦湿热；木瓜、络石藤——舒筋通络止痛；川牛膝——通利筋脉，引药下行，兼能强壮腰脊

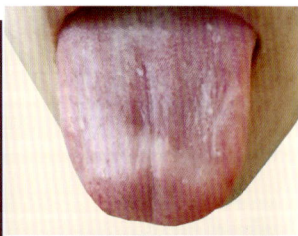

04 瘀血腰痛——舌质暗

主症 腰痛如刺，痛有定处，痛处拒按，日轻夜重，轻者俯仰不便，重者不能转侧。这是一训练伤后的患者，本身体质为阴虚火旺的体质。

上焦
❶ 心烦——舌尖红，有瘀点，为热扰心神；
❷ 失眠——舌尖红，火扰神明；
❸ 手心热——手厥阴心包经、手少阴心经均到手，心阴亏虚，虚热内生；
❹ 慢性咽炎——舌尖中部凹陷，多为慢性咽炎；

中焦
❺ 胃隐痛或饥不欲食——舌中部为脾胃区，舌中部少苔，为胃阴亏虚；

下焦
❻ 五心烦热——肾阴亏虚，虚热内生。舌根中部略有白苔为肾阳不足或略有湿浊，但整舌淡红为阴虚火旺为主之舌。

证机概要	瘀血阻滞，经脉痹阻，不通则痛
治法	活血化瘀，通络止痛
方药	身痛逐瘀汤加减
处方	当归 20g、川芎 20g、桃仁 10g、红花 10g、䗪虫 10g、香附 10g、没药 10g、五灵脂 10g、地龙 10g、牛膝 20g。 7 剂，水煎服，日 1 剂
方解	本方有活血通络止痛作用，适用于腰部外伤，瘀血阻脉，腰痛如刺。 当归、川芎、桃仁、红花、䗪虫——活血祛瘀，疏通经脉；香附、没药、五灵脂、地龙——行气活血，通络止痛，祛瘀消肿；牛膝——活血化瘀，引药下行，并能强壮腰脊

48